希望大家了解的小肠疾病

日本《胃与肠》编委会　编著
《胃与肠》翻译委员会　译

辽宁科学技术出版社
·沈阳·

图书在版编目（CIP）数据

希望大家了解的小肠疾病 / 日本《胃与肠》编委会编著；《胃与肠》翻译委员会译 . — 沈阳：辽宁科学技术出版社，2022.1

ISBN 978-7-5591-2081-6

Ⅰ. ①希…　Ⅱ. ①日…　②胃…　Ⅲ. ①小肠—肠疾病—诊疗　Ⅳ. ① R574.504

中国版本图书馆 CIP 数据核字（2021）第 101853 号

出版发行：辽宁科学技术出版社
（地址：沈阳市和平区十一纬路25号　邮编：110003）
印 刷 者：辽宁新华印务有限公司
经 销 者：各地新华书店
幅面尺寸：182 mm × 257 mm
印　　张：7.75
字　　数：155 千字
出版时间：2022 年 1 月第 1 版
印刷时间：2022 年 1 月第 1 次印刷
责任编辑：卢山秀
封面设计：袁　舒
版式设计：袁　舒
责任校对：栗　勇

书　　号：ISBN 978-7-5591-2081-6
定　　价：98.00元

编辑电话：024-23284354
E-mail：lkbjlsx@163.com
邮购热线：024-23284502
《胃与肠》官方微信：15640547725

《胃与肠》编委会

主编 松本 主之

编者

味冈 洋一　新井 富生　入口 阳介　江头 由太郎　江崎 干宏　小田 丈二
小泽 俊文　小野 裕之　小山 恒男　海崎 泰治　九嶋 亮治　藏原 晃一
小林 广幸　齐藤 裕辅　清水 诚治　菅井 有　竹内 学　田中 信治
长南 明道　长浜 隆司　二村 聪　平泽 大　松田 圭二　八尾 建史
八尾 隆史　山野 泰穗

专家委员会

主任委员

吕　宾　浙江中医药大学附属第一医院消化内科

委员（按姓氏笔画排序）

丁士刚　北京大学第三医院
王邦茂　天津医科大学总医院消化内科
王良静　浙江大学医学院附属第二医院内科
左秀丽　山东大学齐鲁医院
包海标　浙江中医药大学附属第一医院
杜奕奇　海军军医大学附属长海医院
李景南　北京协和医院消化内科
邹多武　上海交通大学医学院附属瑞金医院
沈锡中　复旦大学附属中山医院
张开光　中国科技大学附属第一医院
张国新　江苏省人民医院
陈卫昌　苏州大学附属第一医院
陈胜良　上海仁济医院消化内科
孟立娜　浙江中医药大学附属第一医院消化内科
侯晓华　华中科技大学同济医学院附属协和医院消化内科
祝　荫　南昌大学附属第一医院
黄智铭　温州医科大学附属第一医院
程向东　浙江省肿瘤医院
戴　宁　浙江大学医学院附属邵逸夫医院消化内科

翻译委员会（按姓氏笔画排序）

代剑华　陆军军医大学第一附属医院消化内科
冯晓峰　陆军军医大学第一附属医院消化内科
关宇廷　中国医科大学附属盛京医院 放射治疗室
吴　岑　中国医科大学附属盛京医院呼吸与危重症医学科
吴英良　沈阳药科大学药理教研室
陈　瑶　陆军军医大学第一附属医院消化内科
陈熹铭　中国医科大学附属盛京医院实验肿瘤学实验室 2
邵　洋　中国医科大学附属盛京医院检验科
周学谦　陆军军医大学第一附属医院消化内科
赵　晶　浙江中医药大学附属第一医院
祝　平　辽宁省肿瘤医院内镜中心

目　录

希望大家了解的小肠疾病

——小肠疾病的鉴别诊断

齐藤 裕辅[1]

关键词 小肠肿瘤 小肠肿瘤样病变 小肠炎性疾病 小肠非肿瘤性疾病

[1]市立旭川病院消化器病センター 〒070-8610旭川市金星町1丁目1-65
E-mail : y_saito@city.asahikawa.hokkaido.jp

前言

小肠（空肠、回肠）全长有5～7 m，在上、下消化道均难以观察。另外，也与小肠肿瘤比较少见、仅占整个消化道肿瘤的1%～2%相一致，以前一直被称为“黑暗大陆”。但是，由于气囊小肠内镜（balloon endoscopy，BE）、胶囊内镜（capsule endoscopy，CE）的开发/改进，使全小肠的观察成为可能，在许多疾病的病态阐明上取得了飞跃性的进展。这些技术现在已经成为日常诊疗中不可缺少的重要检查手段，其应用方法基于临床研究证据被总结在《小肠内镜诊疗指南》中。

到目前为止，市场上已经有多本图书就小肠疾病进行研究和探讨。在此背景下，考虑到就小肠疾病的诊断和治疗的目前新的见解进行整理和加深理解在日常临床中也是极为重要的，我们又策划了本书（由于在《小肠出血性疾病的诊断与治疗》一书中已经提及小肠出血性疾病，因此本期中只提出了一部分）。

小肠疾病的种类

小肠疾病大致可分为以下四大类：①肿瘤性疾病［恶性、良性（包括肿瘤样病变）］；②炎性疾病；③炎症以外的非肿瘤性疾病（也包括一部分功能性疾病）；④作为全身性疾病的部分病症的小肠病变。而各大类中还包括涉及多个种类的小肠疾病。就其中相对发生率高的疾病，将恶性肿瘤列于**表1**中；包括肿瘤样病变在内的良性肿瘤列于**表2**中；炎性疾病、炎症以外的非肿瘤性疾病（也包括部分功能性疾病），以及作为全身性疾病的部分表现的小肠病变列于**表3**中。如表中所示，小肠疾病的种类非常多，由于很难记住所有这些疾病的图像特征，以下就其鉴别的概要进行阐述。

通过图像诊断小肠疾病的读片步骤

首先，肿瘤性疾病和包括炎症在内的非肿瘤性疾病的读片是很重要的，而通过按以下的步骤读片，可以进行比较正确的鉴别诊断。

1. 小肠X线造影检查的读片步骤

从小肠X线造影图像，详细读取肠管边缘和黏膜面。首先进行隆起性病变（钡的排斥）、凹陷性病变（钡的潴留）、隆起和凹陷混杂的病变等的读取；其次，判断是单发还是多发，进而按照这些表现是正面像（透见征和钡斑）还是侧面像（阴影缺损/壁变形和龛影）的顺序进行读片。另外，与内镜检查相比，在X线造影检查中应关注明显的黏膜下水肿像［作为边缘的狭窄化和Kerckring皱襞的肥大（皱襞的谷宽肥厚）被扫查出］的有无，作为平缓的轻度壁变

表 1 小肠的恶性肿瘤

原发性

小肠癌（腺癌 /Adenocarcinoma）、恶性淋巴瘤 [包括恶性淋巴瘤（Malignant Lymphoma）、免疫增生性小肠疾病（Immunoproliferative Small Intestinal Disease, IPSID）]、恶性胃肠道间质瘤（Malignant Gastrointestinal Stromal Tumor, GIST）、神经源性肿瘤（Neurogenic Tumor）、神经内分泌癌（Neuroendocrine Carcinoma, NEC）、卡波西肉瘤（Kaposi' s Sarcoma），其他（Others）

转移性

腹部的癌症

胃、大肠、胰腺、子宫、卵巢、膀胱、前列腺、肝 / 胆道（胆管 / 胆囊）

腹部以外的癌症

肺（大细胞癌）、睾丸、恶性黑色素瘤、血液疾病（白血病、恶性淋巴瘤等）

表 2 小肠的良性肿瘤（包括肿瘤样病变）

胃肠道间质瘤（Gastrointestinal Stromal Tumor, GIST ）.

平滑肌瘤（Leiomyoma）、神经源性（Neurogenic），其他

脂肪瘤（Lipoma）

错构瘤（Hamartoma）

黑斑息肉综合征（Peutz-Jeghers Polyp），其他

血管源性肿瘤（Angiogenic Tumor）

血管瘤（Angioma），其他

腺瘤（Adenoma）

淋巴管瘤（Lymphangioma）

囊肿（Cyst）

其他

异位胰腺、皮样囊肿（Dermoid Cyst）、肠道子宫内膜异位症、类骨质（Osteoid）、网状内皮瘤（Reticuloen-Dothelial Tumor）等

表 3 小肠的炎性疾病、炎症以外的非肿瘤性疾病

克罗恩病（Crohn Disease）

淀粉样变性（Amyloidosis）

（特发性）缺血性小肠炎

肠道（型）白塞病（Behcet' s Disease, BD）/ 单纯性溃疡（包括伴有 8- 三体性的骨髓异型性综合征病例）

感染性肠炎（细菌性、病毒性、寄生虫性）

异尖线虫病、粪类圆线虫病、兰伯贾弟鞭毛虫病、肠结核、耶尔森菌病、肠伤寒、巨细胞病毒感染等

家族性地中海热的小肠病变

放射性肠炎

嗜酸性粒细胞性胃肠炎

伴于原发性血管炎的小肠溃疡

结节性动脉周围炎、IgA 血管炎（亨诺 - 许兰紫癜 / Henoch-Schonlein Purpura）、风湿性关节炎、巨细胞性动脉炎、变应性肉芽肿性血管炎、显微镜下多血管炎、肉芽肿性多血管炎（Wegener 肉芽肿）等

药物相关性小肠炎

NSAIDs 相关性小肠溃疡

非特异性多发性小肠溃疡（Chronic Enteropathy Associated with *SLCO2A1*、CEAS；*SLCO2A1* 基因相关的慢性肠病）

血管性病变

所谓的血管发育不良（Angiodysplasia）、门静脉高压性肠病

肠道气囊肿

乳糜泻

移植物抗宿主病（Graft-Versus-Host Disease, GVHD）

高安病的肠病变

其他（Meckel 憩室、慢性假性肠梗阻、盲袢综合征（Blind Loop Syndrome）等）

NSAIDs：Nonsteroidal Anti-Inflammatory Drugs，非甾体类抗炎药物。

形被扫查出的挤压像的有无，以及作为伴有皱襞集中的边缘的壁变形像被辨识的收缩像的有无等。

2. 按病变类别的读片步骤（X 线、内镜通用）

（1）肿瘤性病变

由于肿瘤性病变几乎全部都是作为隆起性病变被扫查出来的，所以首先读取病变的大小、个数，整个病变的形态、性状（圆形或不规则形、凹陷的有无和凹陷的形态）、色调（特别是考虑活检禁忌的血管病变的蓝色变化的有无），病变周围的肠道的表现（皱襞集中的有无和伸展不良表现的有无），此后，就隆起的凸出程度和边缘的形态，从表面性状进行上皮性还是非上皮性的鉴别。进一步，根据隆起的形态（圆形、不规则形、结节状等）和表面性状（紧满感的有无、凹陷的有无和大小、形态等）进行良恶性的定性诊断。

（2）炎性疾病

在很多炎性疾病可发现糜烂、溃疡。在 X 线造影检查中，在正面像中作为钡斑、在侧面像中作为龛影被观察到，同时可见有周围的水肿和边缘缺损，常常多发，被称为阿弗他样溃疡。多数情况下开放性溃疡和溃疡瘢痕混杂存在，有必

要在读片时对二者进行鉴别。当使用小肠镜检查时，可以观察到微小的溃疡性病变。在进行X线造影图像或内镜图像的解读时，理所当然要重视临床表现，除了发生部位（空肠、回肠、回肠末端）、凹陷的形态（圆形、不规则形）和深度（浅、深）之外，排列（纵行溃疡、环状溃疡、纵行排列）、与肠系膜之间的关系（附着侧还是附着对侧）的判断也是很重要的，此外，还有观察溃疡周围的情况（壁变形和狭窄的有无、皱襞集中的有无、炎性息肉的有无等）。

在内镜检查中，除上述情况外，在读片时还要注意有无黏膜表现的异常，如有无绒毛的肿大/萎缩、白点和红点等。按照以上读片步骤，可以对很多炎性疾病进行鉴别诊断。

结语

本书就除十二指肠以外的空肠、回肠的肿瘤性病变/肿瘤样病变和非肿瘤性病变，分别列举了近年来受到关注的疾病和成为鉴别诊断的关键疾病。另外，还详细叙述了各种疾病的内镜表现和病理组织学表现以及鉴别诊断。如果各位读者能将本书所提示的图像印在脑海中，并对小肠疾病诊断技术的提高有所帮助的话就太好了。

参考文献

[1] Good CA. Tumor of the small intestine. AJR 89:695–705, 1963.
[2] Yamamoto H, Sekine Y, Sato Y, et al. Total enteroscopy with a nonsurgical steerable double-balloon method. Gastrointest Endosc 53:216–220, 2001.
[3] 山本博徳，緒方晴彦，松本主之，他．小腸内視鏡診療ガイドライン．Gastroenterol Endosc 57:2685–2720, 2015.
[4] 松本主之，江﨑幹宏，中村昌太郎，他．小腸非腫瘍性疾患の内視鏡診断．胃と腸 43:469–476, 2008.
[5] 斉藤裕輔，垂石正樹，佐々木貴宏，他．下部消化管X線造影画像の成り立ち．胃と腸 53:1226–1242, 2018.

小肠疾病的分类和病理诊断

八尾 隆史[1]
大城 由美[2]
和田 了[3]

摘要●在小肠也存在畸形 / 先天异常、炎症性疾病、肿瘤（上皮性、非上皮性）、肿瘤样病变等各种各样的疾病，但小肠病变本身的发生率比较低。尤其是罕见的疾病，常常很难进行鉴别诊断。在小肠疾病的诊断中，首先需要了解疾病的病理学分类，需要事先了解各个疾病的病理和组织学特征，以及活检的有用性。在本文中，除了小肠疾病的基础知识外，还就重要疾病和罕见疾病以病理学特征为中心进行概述。

关键词　**恶性淋巴瘤　小叶毛细管血管瘤（lobular capillary hemangioma）　炎性纤维样息肉（IFP）　肠系膜炎性静脉闭塞性疾病（MIVOD）　家族性地中海热**

[1] 順天堂大学大学院医学研究科人体病理病態学
〒113-8421 東京都文京区本郷2丁目1-1　E-mail : tyao@juntendo.ac.jp
[2] 松山赤十字病院病理診断科
[3] 順天堂大学医学部附属静岡病院病理診断科

前言

消化道的疾病多种多样，在小肠也有很多疾病，若基于病理学的分类，在**表 1～表 4** 中所列举的疾病是代表性的疾病。虽然希望读者无论哪种疾病都了解，但在本文中想以罕见疾病的介绍以及临床上被认为重要的疾病的病理组织学特征和鉴别诊断的注意点为中心进行解说。

肿瘤

小肠原发性肿瘤仅占所有消化道肿瘤的 1% ～2%，很罕见。在恶性肿瘤中，发病率较高的是癌、恶性淋巴瘤、胃肠道间质瘤（Gastrointestinal Stromal Tumor，GIST）。在良性肿瘤中脂肪瘤、血管瘤发病率较高，其次是腺瘤、淋巴管瘤等。

转移性肿瘤在消化道中以小肠发病最多，发病率约为小肠原发性恶性肿瘤的 15 倍。作为原发灶，以胃、胰腺、肺、腹膜 / 肠系膜、胆、肝外胆管的发生率为高。

主要疾病因为在本系列书中经常被提及，因此在此省略详细的解说，仅就诊断和治疗上应该注意的事项进行概述。并且，也就希望读者了解的罕见疾病进行解说。

1. 上皮性肿瘤

在大肠，腺瘤与癌相比占绝大多数，但是在小肠，由于无论是腺瘤还是癌的发生率都很低，因此一般认为源于腺瘤，即腺瘤 – 癌序列（Adenoma-Carcinoma Sequence）的癌很少，结肠腺瘤样息肉病（Adenomatous Polyposis Coli，APC）基因突变为 0 ~ 18% 的低发生率也被认为是支持这一观点的结果。

据报道，当小肠癌与大肠癌相比时，组织分型为低分化腺癌和黏液癌的比例较高。小肠癌术后的预后不良（5 年生存率为 17.5% ～28%），

表1 小肠肿瘤性疾病的分类

上皮性肿瘤
良性
腺瘤
恶性
癌
类癌
非上皮性肿瘤
良性
脂肪瘤
淋巴管瘤
血管瘤
恶性
恶性淋巴瘤
滤泡性淋巴瘤
弥漫性大细胞型 B 细胞淋巴瘤
MALT 淋巴瘤
套细胞淋巴瘤
肠病相关性 T 细胞淋巴瘤
成人 T 细胞白血病 / 淋巴瘤
GIST
Kaposi 肉瘤
炎性肌纤维母细胞瘤
转移性肿瘤

GIST：Gastrointestinal Stromal Tumor，胃肠道间质瘤；Malt：Mucosa-Associated Lymphoid Tissue，黏膜相关淋巴样组织。

表2 小肠肿瘤样病变的分类

异位胰腺
炎性息肉
Peutz-Jeghers 综合征 / 息肉病（Polyposis）
幼年性息肉 / 息肉病（Polyposis）
Cronkhite-Canada 综合征
炎性纤维性息肉
良性淋巴滤泡性息肉 / 良性淋巴组织增生

一般认为这是由于大多在伴有腹膜种植转移、淋巴结转移、血道转移等相当晚期的状态下被发现的缘故。早期发现是今后的课题。

关于小肠的类癌，在日本（小肠恶性肿瘤的 1.7%）与欧美（小肠恶性肿瘤的 37.4%）相比较时，发病率相当低；在空肠少而在回肠末端较多；由于 5- 羟色胺（5-Hydroxytryptamine，5-HT）活性阳性率高达 70.6%，希望读者了解其类癌综合征的伴发率（10.9%）比其他消化道类癌的发生率高。另外，小肠类癌的 30% 是多发性的，虽然 10 个以上的多发很少见，但希望读者了解也有 100 个以上多发的病例。

表3 小肠炎性疾病的分类

克罗恩病（Crohn Disease）
非特异性多发性小肠溃疡 /CEAS
白塞病（Behcet's Disease，BD）
单纯性溃疡
血管炎
结节性多动脉炎
ANCA 相关性血管炎
显微镜下多血管炎
肉芽肿性多血管炎（Wegener 肉芽肿）
变应性肉芽肿血管炎 /Churg-Strauss 综合征
IgA 血管炎 / Henoch-Schonlein 综合征
缺血性肠炎
肠系膜炎性静脉闭塞性疾病
肠系膜脂肪炎
自身免疫性肠炎
结缔组织病
嗜酸性粒细胞性肠炎
家族性地中海热
感染性疾病
细菌性（肠结核、耶尔森菌病、沙门菌感染、伤寒等）
原虫 / 寄生虫（粪类圆线虫、战争等孢子球虫、兰伯贾弟鞭毛虫等）
病毒（巨细胞病毒等）
药物性（NSAIDs、抗癌药等）
放射性肠炎
乳糜泻

ANCA：Antineutrophil Cytoplasmic Antibody，抗中性白细胞胞浆抗体；Ceas：Chronic Enteropathy Associated with *Slco2a1* Gene，*Slco2a1* 基因相关的慢性肠病；Nsaids：Nonsteroidal Anti-Inflammatory Drugs，非甾体类抗炎药。

表4 其他小肠疾病

Meckel 憩室
肠套叠
小肠狭窄 / 梗阻
硬皮病
神经节细胞减少症（Hypoganglionosis）
子宫内膜异位症
淀粉样变性（AL、AA、$β_2$ 微球蛋白、转甲状腺素蛋白）
里吉综合征

2. 非上皮性良性肿瘤

脂肪瘤、淋巴管瘤、血管瘤在包括小肠在内的任何消化道中都有发生，其病理组织学表现

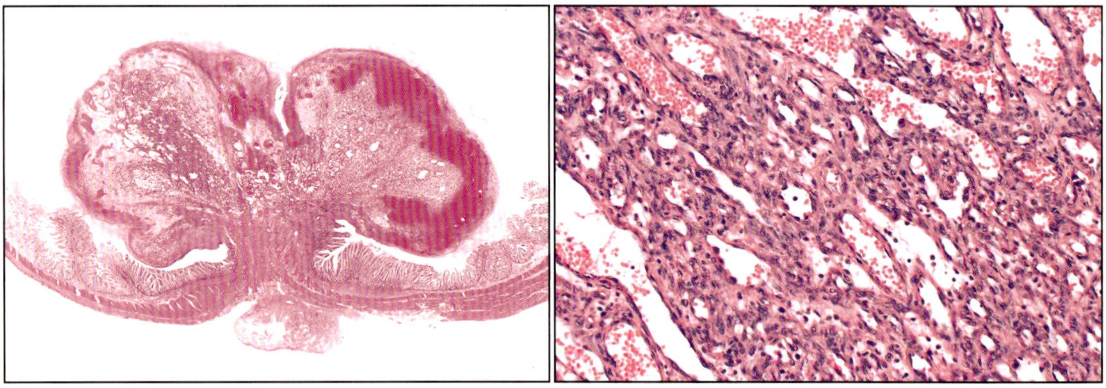

a | b **图1** 小叶毛细管血管瘤（Lobular Capillary Hemangioma）。病理组织学上由以分叶状结构增生的毛细血管构成的息肉状肿瘤。表面呈糜烂状。在本病例中，在浆膜侧也有突出的肿瘤。

a 实体显微镜像。

b 高倍放大像。

（a：转载自“Yao T, et al：An intestinal counterpart of pyogenic granuloma of the skin. A newly proposed entity. Am J Surg Pathol 19：1054-1060, 1995”，一部分有改编）

上没有特殊性。但是，虽然很少见，有时脂肪瘤会多发，有时会发现 100 个以上的脂肪瘤。

淋巴管瘤虽然多为单发性病例，但也有多发性病例的报道。大小约 8% 在 4 cm 以下，但也有 20 cm 以上的巨大肿瘤的报道。当长大时有时会伴有瘤出血，有时需要与血管瘤进行鉴别。在确定诊断中，通过进行淋巴管内皮细胞标志物——D2-40 的免疫染色是有用的。

血管瘤被分类为毛细血管瘤、海绵状血管瘤、脓性肉芽肿，其中海绵状血管瘤最多。脓性肉芽肿虽然一般被认为是毛细血管性血管瘤因外伤和感染等而受到二次性修饰，伴有肉芽形成的病变，但有时与炎性肉芽组织增生的反应性病变（炎性息肉）之间的鉴别成为问题。相对于毛细血管呈分叶状结构增生的病变，被称为小叶毛细管血管瘤（Lobular Capillary Hemangioma），被认为是真正的肿瘤性病变（**图1**）。

3. 非上皮性恶性肿瘤

小肠的恶性淋巴瘤中，B 细胞淋巴瘤的发生率明显高于 T 细胞淋巴瘤，其次是弥漫性大细胞型 B 细胞淋巴瘤、滤泡性淋巴瘤较多。

弥漫性大细胞型 B 细胞淋巴瘤由于是由大型且具有异型的淋巴细胞样细胞的密集增生构成的，因此被怀疑是恶性肿瘤很容易，但有必要与癌及其他未分化恶性肿瘤相鉴别。有必要采用淋巴细胞类标志物和上皮类标志物（细胞角蛋白），必要时采用间质类标志物进行免疫染色，确定组织分型。

关于滤泡性淋巴瘤，多在小肠呈多发的淋巴滤泡的增生样表现，单凭肉眼观察很难将其与增生进行鉴别。在病理组织学上，相当于 Grade 1 的病变缺乏异型淋巴细胞，单凭细胞学表现很难诊断淋巴瘤，因此在进行活检组织诊断的情况下有必要注意。在见有显示胚中心不明显的滤泡样结构的淋巴细胞浸润的情况下，当然是怀疑滤泡性淋巴瘤；但如果不伴有中性粒细胞浸润而见有淋巴细胞的单调且密集的集簇微巢时，或见有密集的淋巴细胞集簇一直达到绒毛顶端的表现，作为炎性变化是不恰当的，应怀疑淋巴瘤的表现（**图2**）。此时，需要与黏膜相关淋巴样组织（Mucosa-Associated Lymphoid Tissue，MALT）、淋巴瘤和套细胞淋巴瘤等进行鉴别，而通过免疫染色可能鉴别。另外，滤泡性淋巴瘤、MALT 淋巴瘤、套细胞淋巴瘤均可呈多发性淋巴瘤性息肉病（Multiple Lymphomatous Polyposis）的表现。

在 T 细胞淋巴瘤中，肠病相关性 T 细胞淋巴瘤（Enteropathy-Associated T Cell Lymphoma）呈多发性肿瘤和溃疡性病变的病例较多，但由于

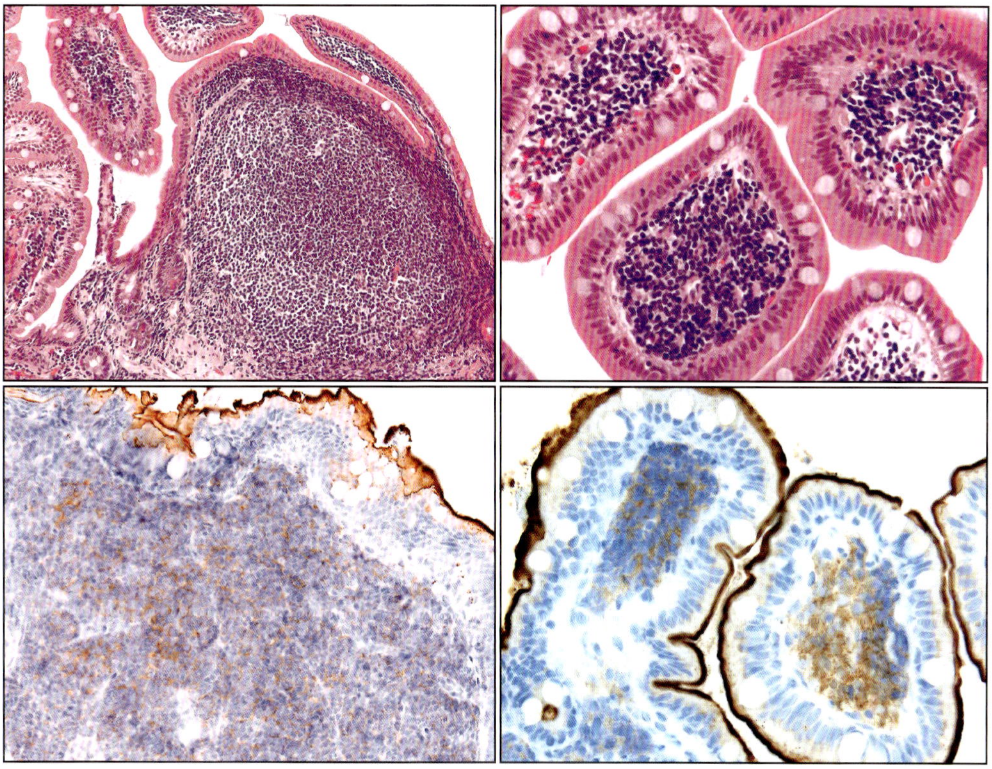

a	b
c	d

图2 滤泡性淋巴瘤。在活检组织病理像上，虽然见有淋巴细胞的滤泡状增生，但胚中心不明显(**a**)。见有直到绒毛顶端淋巴细胞的密集增生是特征性的表现（**a，b**）。不仅是滤泡状增生部（**c**），在绒毛前端部聚集成簇的淋巴细胞（**d**）CD10 的免疫染色也呈阳性。

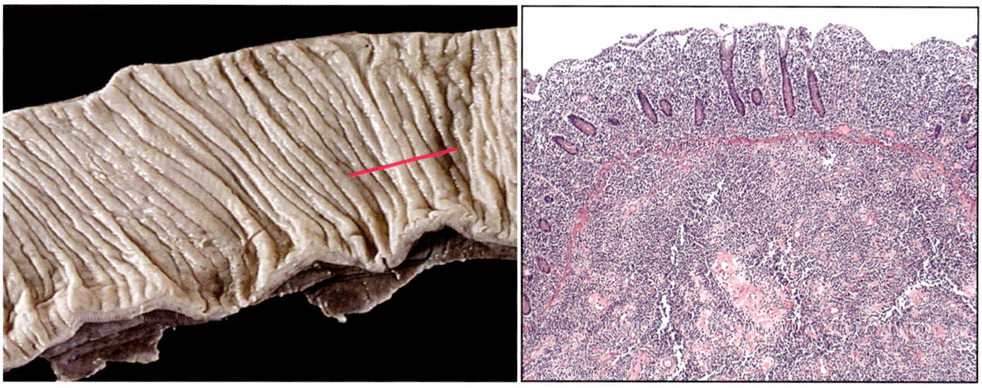

a	b

图3 肠病相关性 T 细胞淋巴瘤。

a 从肉眼上看，无肿瘤的形成，为水肿状，呈粗糙的黏膜表现。

b **a** 的红线部分的组织病理像。在病理组织学上，从黏膜到黏膜下层见有小型淋巴细胞的单一且密集的增生。

常常呈水肿状、颗粒状黏膜，所以单凭肉眼观察很难将其与炎症性疾病相鉴别。在病理组织学上，在黏膜内病变，由缺乏异型的小型淋巴细胞的密集浸润构成，仅凭 HE 染色的病理组织学表现有可能被误诊为炎症性疾病（**图3**）。如果从只有淋巴细胞单一地增殖这一点认识到作为炎症性变化不符合的话，可以通过施行免疫染色进行鉴别诊断。

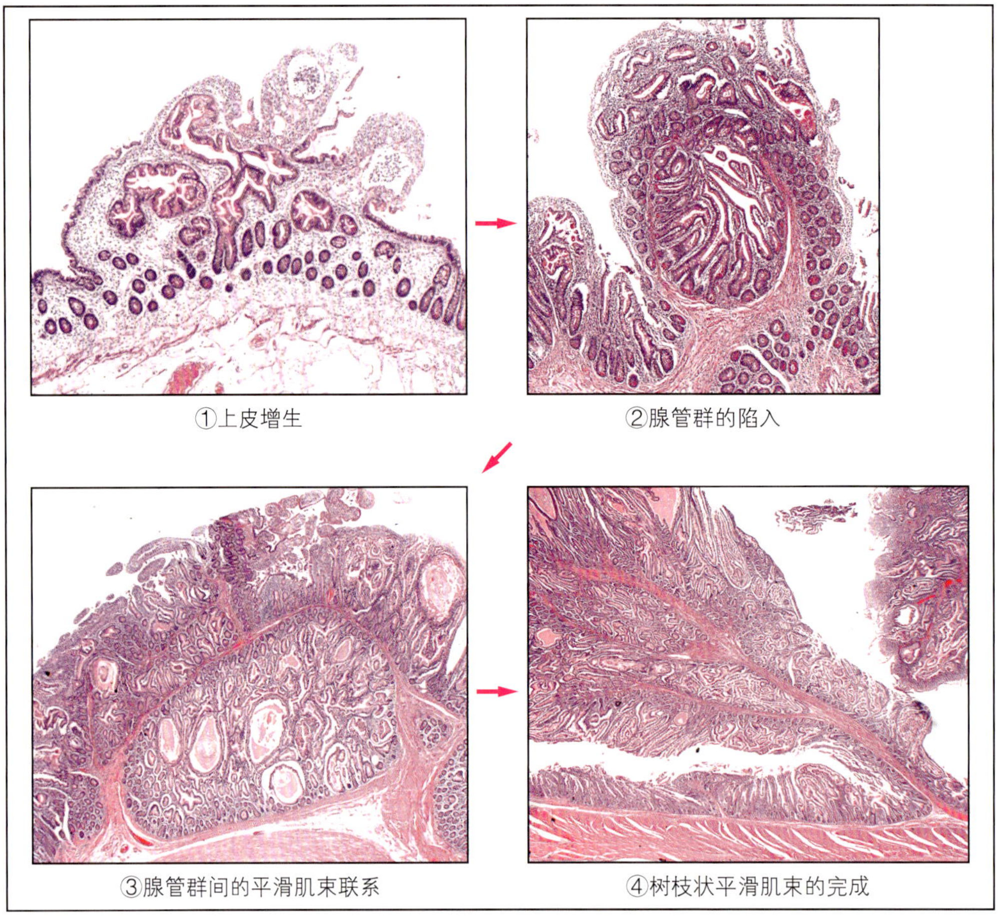

图4 Peutz-Jeghers 息肉。①初期表现为上皮增生；②增大的同时引起腺管群向黏膜下层方向的陷入；③结果变为平滑肌束（黏膜肌层）介入腺管群之间；④进一步增大的同时形成树枝状平滑肌束。

Kaposi 肉瘤（Kaposi's Sarcoma）是由人类疱疹病毒 8 型（Human Herpesvirus Type 8，HHV-8）感染而发生的脉管系肿瘤。众所周知，其并发于获得性免疫缺陷综合征（Acquired Immunodeficiency Syndrome，AIDS）患者，有时也并发于其他免疫抑制状态患者。在内脏器官、消化道最多见，小肠发生率高，呈多发趋势。内镜下或肉眼观察呈黏膜下肿瘤（Submucosal Tumor，SMT）样、葡萄串样、发红的小隆起等形态。在病理组织学上，见有纺锤形细胞形成裂隙状的血管腔增殖，在裂隙中见有红细胞。虽然肿瘤细胞的血管内皮细胞的标志物（第Ⅷ因子相关抗原、CD31、CD34 等）呈阳性一般认为是血管瘤，但已判明淋巴管内皮的标志物（D2-40）也呈阳性，被认为是显示血管和淋巴管的中间性分化的肿瘤。另外，也有必要知道，C-kit 在 GIST 呈阳性的，在 Kaposi 肉瘤呈阳性比例也高。

肿瘤样病变

1. Peutz-Jeghers 息肉

Peutz-Jeghers 息肉被分类为错构瘤性息肉，显示由树枝状伸长的平滑肌束和包绕其周围的非肿瘤性黏膜构成的特征性组织结构。这种组织结构不是平滑肌而是像树枝发育、枝叶茂盛那样黏膜增生。初期表现仅显示：①黏膜的增生；随着发育，②腺管群向黏膜下层方向陷入，黏膜肌层的挤压及其反复的结果；③平滑肌束（黏膜肌层）介于腺管群之间；④成为树枝状（**图4**）。

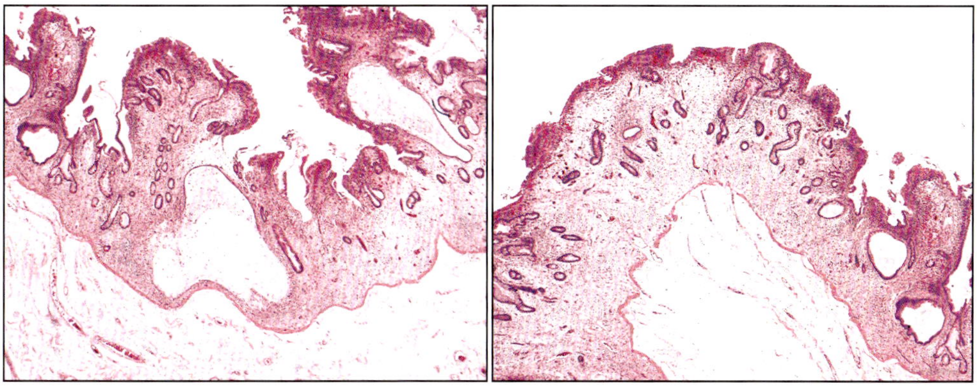

a | b **图5** Cronkhite-Canada 综合征。
a 息肉部在病理组织学上的特征性表现为腺管的延长 / 扩张和间质的水肿。
b 虽然在平坦黏膜部也会引起间质的水肿，这在诊断上是重要的表现，但在息肉部及平坦部这两者，显示腺底部和黏膜肌层间的水肿所引起的解离是重要的表现。

另外，腺管群的陷入也有时一直达到黏膜下层以下及浆膜下层，此时与浸润癌之间的鉴别成为问题，但从上皮缺乏细胞异型、保持着正常黏膜的结构这一点可以判定为非肿瘤性。另外，由于在该息肉的活检中，仅能采取黏膜（也包括黏膜肌层）的一部分，不能观察到其特征性的组织结构，因此很难进行确定诊断。为了确定诊断，必须通过切除息肉来观察整体结构。

2. Cronkhite-Canada 综合征

Cronkhite-Canada 综合征的息肉虽然发生于整个消化道，但在小肠比较罕见。病理组织学特征与胃和大肠的特征相同，上皮的增生和间质的明显水肿是其特征。在息肉间的平坦黏膜也显示间质的水肿被认为是对诊断有用的表现（**图5**）。

3. 幼年性息肉

幼年性息肉在小肠极为罕见。该息肉的病理组织学表现作为局部表现与 Cronkhite-Canada 综合征类似，但不同之处在于，幼年性息肉在隐窝底部和黏膜肌层之间看不到水肿。

4. 炎性纤维样息肉（IFP）

炎性纤维样息肉（Inflammatory Fibroid Polyp，IFP）是由纤维性结缔组织的增生、炎性细胞浸润、小血管的增生构成的良性肿瘤性病变（**图6**）。IFP 一般被认为是反应性病变，但最近由于发现血小板源性生长因子受体（Platelet-Derived Growth Factor Receptor，PDGFR）基因的突变，被指出有可能是肿瘤性病变。

从笔者的经验来看，与胃的 IFP 不同，小肠的 IFP 缺乏小血管周围的纤维性结缔组织的同心圆状排列（Onionskin Pattern），因此对于将两者作为同一疾病概念来处理存在疑问。另外，小肠的 IFP 与胃相比，在年轻人中较多、炎性细胞浸润较轻、较大的 IFP 较多这样的临床病理学上的差异也被指出。并且，PDGFR 突变部位在胃（外显子 18 显性）和小肠（外显子 12 显性）不同，这也是令人很感兴趣的观点。

炎症性疾病

在小肠的炎症性疾病中，作为虽然罕见但包括最近的新观点在内值得关注的疾病，本文就非特异性多发性小肠溃疡——*SLCO2A1* 基因相关的慢性肠病（Chronic Enteropathy Associated with *SLCO2A1* Gene，CEAS）、肠系膜炎性静脉闭塞性疾病、家族性地中海热、乳糜泻进行概述。

1. 非特异性多发性小肠溃疡 /CEAS

非特异性多发性小肠溃疡（或慢性出血性小肠溃疡）在年轻人中发病，表浅溃疡（Ul-Ⅰ～Ⅱ）多发于小肠，以起因于溃疡持续的潜血所引起的慢性贫血和低蛋白血症为特征，被作为虽然无病理学上特异性的炎症表现，但在临床上

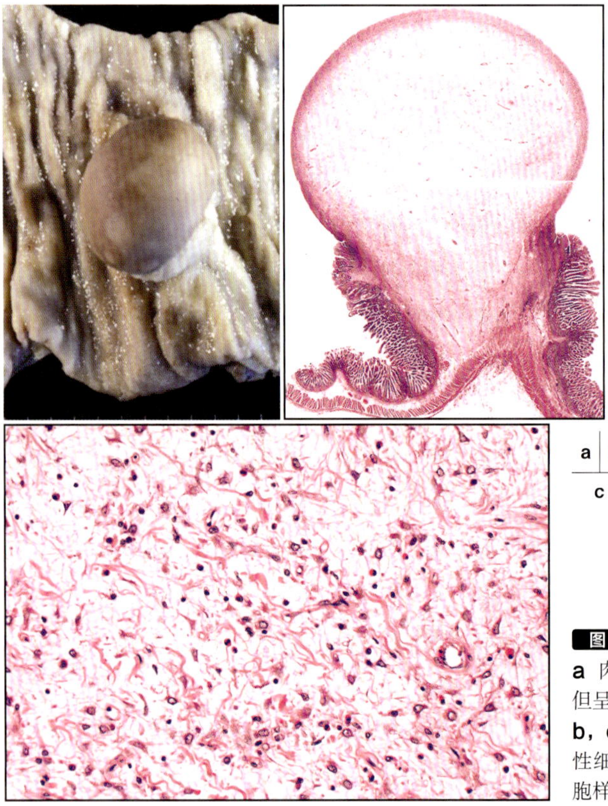

a | b
c

图6 炎性纤维样息肉（IFP）。
a 肉眼观，向内腔突出，表面平滑，但呈糜烂、溃疡化。
b，c 在病理组织学上，伴有慢性炎性细胞浸润和水肿状间质，成纤维细胞样的纺锤形细胞增生。

呈特异性病态的独立的一种疾病。2015 年，Umeno 等阐明，该病是由于前列腺素的转运体——*SLCO2A1* 基因的突变所引起的隐性遗传性疾病，现在被称为 CEAS。

肉眼观察上，以环状、环行、斜行、横行、带状、全周性等各种各样形态的边界明显的溃疡多发为特征；病理组织学上，通常为 UI-Ⅰ~Ⅱ的表浅溃疡，在溃疡底部虽见有肉芽组织和纤维化，但未见肉芽肿和血管炎等特异性的表现。另外，介于溃疡间的黏膜为未见炎症性变化的正常的小肠黏膜。

根据肉眼表现的类似性鉴别诊断。虽然列出有肠结核和 Crohn 病、肠道 Behcet 病、单纯性溃疡、非甾体类抗炎药（Nonsteroidal Anti-Inflammatory Drugs，NSAIDs）相关性小肠溃疡，但可以根据以下表现进行鉴别。在肠结核，溃疡的治愈趋势很大，与在活动性溃疡的周围或远离的地方见有萎缩的瘢痕带这一点是不同的。在 Crohn 病，介于溃疡间的黏膜上也见有炎症性变化和再生性变化，炎症为壁全层性，见有肉芽肿等，组织学表现不同。在肠道 Behcet 病和单纯性溃疡，通常为圆形至卵圆形、钻孔状下凹趋势较大的溃疡。在 NSAIDs 相关性小肠溃疡为治愈趋势较大的溃疡，作为特征性表现，呈由狭窄的环状溃疡瘢痕所引起的多发性膜样狭窄。在组织学上，隐窝深部的上皮的凋亡小体也是特征性的表现。

2. 肠系膜炎性静脉闭塞性疾病（MIVOD）

肠系膜炎性静脉闭塞性疾病（Mesenteric Inflammatory Veno-Occlusive Disease，MIVOD）以壁内肠系膜静脉炎（Intramural Mesenteric Venulitis）、慢性肠淋巴细胞性微肠炎（Chronic Intestinal Lymphocytic Microphlebitis）、小肠结肠淋巴细胞性静脉炎（Enterocolic Lymphocytic Phlebitis）之类的各种名称被报道。MIVOD 的病理组织学特征是见有从肠壁内的微静脉、小静脉到肠系膜的大静脉的

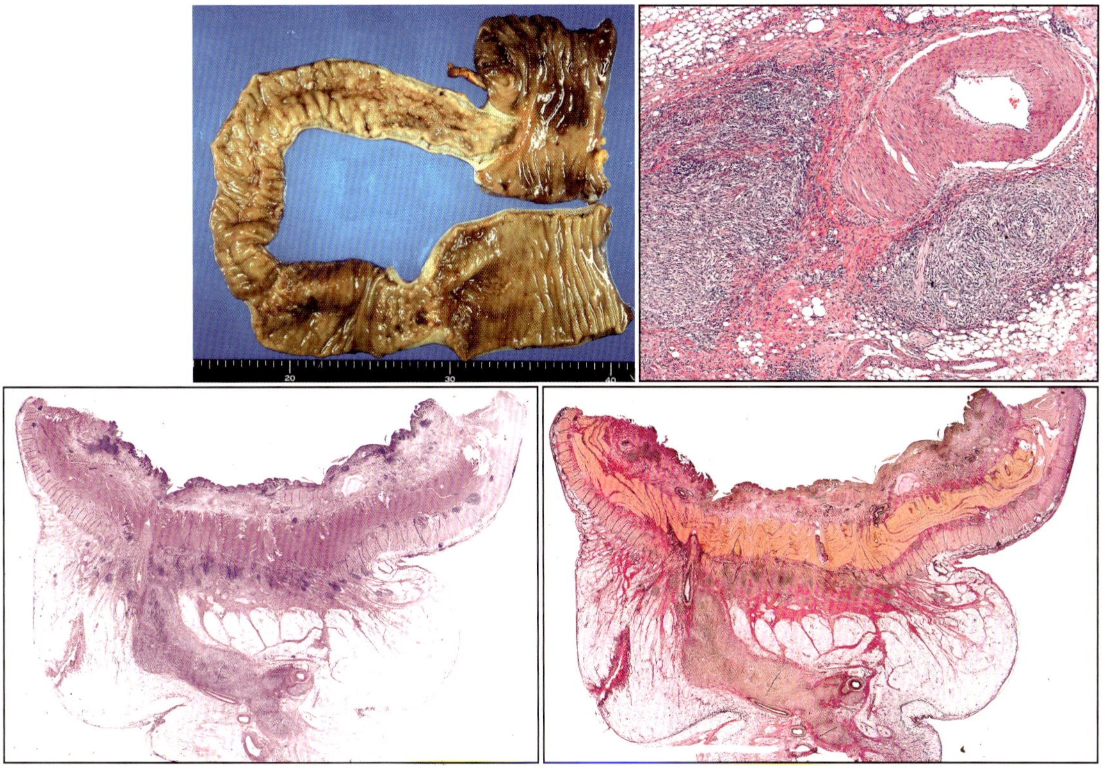

a	b
c	d

图7 肠系膜炎性静脉闭塞性疾病（MIVOD）。
a 肉眼观，呈区域性或全周性狭窄，黏膜粗糙，但未见明显的溃疡。
b 在肌性静脉周围见有高度淋巴细胞浸润，静脉内腔闭塞。
c，d 伴有黏膜下层的纤维化，可见斑状的淋巴细胞集簇。通过弹性纤维－范吉森（Elastic-van Gieson，EVG）染色（**d**）确认为沿着与肠系膜的动脉伴行的静脉的淋巴细胞集簇。

所有大小静脉的静脉炎（**图7**）。动脉通常不被侵犯。浸润的炎性细胞以淋巴细胞（T细胞）为主，有时也伴有浆细胞和嗜酸性粒细胞浸润，常常伴有坏死性静脉炎和肉芽肿性静脉炎（Isolated Granulomatous Phlebitis）、肌内膜增生（Myointimal Hyperplasia）。并且，静脉炎的结果是引起缺血性损伤。

3. 家族性地中海热

家族性地中海热（Familial Mediterranean Fever，FMF）是自身炎症性疾病之一，是以周期性发热、多发性浆膜炎、关节炎为主要症状的常染色体隐性遗传疾病。通常腹痛是由浆膜炎引起的症状，但最近经常报道有引起肠道损伤的病例。关于小肠病变，有浅表溃疡性病变、多发性糜烂或斑状发红、区域性的水肿状结节状黏膜、伴有管腔变窄的铺路石样表现的报道。

关于肠道病变的病理组织学表现，有详细记载或提示图像的病例很少，由于笔者本身也只有极少数病例的经验，因此其特异性或特征性的组织学表现尚未阐明，但希望大家留意，有时显示伴有基底部浆细胞增多（Basal Plasmacytosis）的、高度的慢性活动性炎性细胞浸润和隐窝的扭曲等类似于溃疡性结肠炎的表现（**图8**）。

4. 乳糜泻

乳糜泻是以麦类中含有的麸质经口摄入为契机而发病的自身免疫性疾病，引起腹泻、呕吐、体重减轻、腹痛等消化系统症状。乳糜泻虽然在日本是极为罕见的疾病，但近年来给人的印象是遇到这种疾病的机会也在增多。

在病理组织学上，见有十二指肠或小肠黏

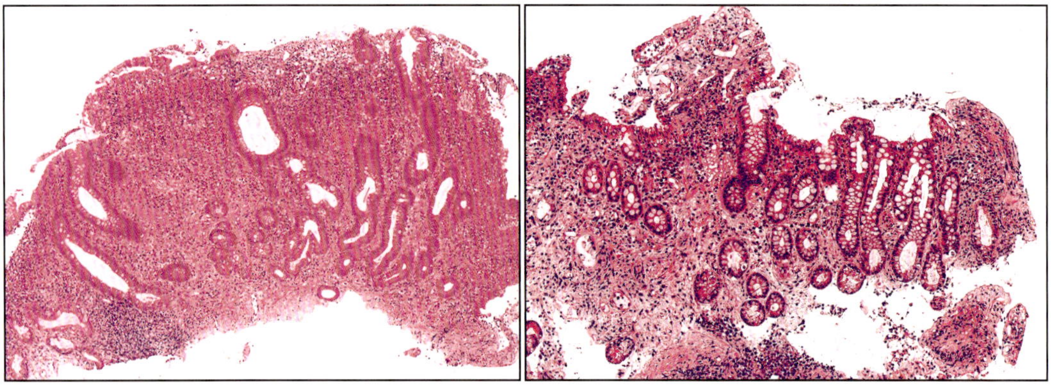

a | b

图8 家族性地中海热。
a 在从溃疡边缘取材的活检组织病理像中，发现伴随隐窝扭转的密集的慢性活动性炎症，乍一看与炎性肠病（Inflammatory Bowel Disease，IBD）的病理组织学表现类似。
b 在从交界区黏膜取材的活检中，只发现了缺乏活动性的轻度的慢性炎性细胞浸润，提示黏膜的活动性炎症不是弥漫性的。

膜上以淋巴细胞或浆细胞为主的炎性细胞浸润、绒毛的萎缩、隐窝的增生。见有上皮内无异型的淋巴细胞的明显浸润为特征性表现。大多采用对于100个上皮细胞，有30个以上的淋巴细胞浸润作为该病的诊断标准值。浸润淋巴细胞以CD3阳性的T细胞（CD3及CD8阳性）占优势，该表现在绒毛未萎缩的时期也能看到。希望通过病理医生认识该病的特征性病理组织学表现来帮助在早期阶段发现该病。

其他

Meckel憩室是卵黄管残留，发生在从回盲瓣到口腔侧数十厘米的小肠的肠系膜附着侧对侧；而小肠肠套叠为先天畸形，无论在哪个部位（肠系膜侧）都可以发生。尽管它们的发生不同，但在病理组织学上均为真性憩室，被小肠黏膜所覆盖，常伴有异位胃黏膜和异位胰腺，不能仅从病理组织学表现上进行区分。

作为硬皮病的小肠病变，有时可见有假性肠梗阻，在X线造影中Kerckring皱襞的宽度没有变化，但引起皱襞的间隔变窄。在病理组织学上，虽然黏膜是正常的，但固有肌层（主要是内侧环行肌）的肌纤维的断裂、萎缩和纤维化所引起的置换为特征性的表现。

神经节细胞减少症（Hypoganglionosis）是由于后天性原因引起肠壁内神经丛的神经节细胞的变性、萎缩、减少，由此引发慢性假性肠梗阻。虽然原因不明，但提示有肠道缺血、低氧血症、炎症、药物（蒽醌类泻药）、病毒感染［巨细胞病毒、EB病毒（Epestein-Barr Virus，EBV）］等引起的肠壁内神经节细胞的变性或坏死的可能性。在引起假性肠梗阻的情况下，有必要将该病作为鉴别诊断之一。

结语

虽然受期刊的版面所限，未能解说本文中提到的全部疾病，但首先提出了小肠疾病的分类，然后以整理基本知识和在病理组织学上被认为是重要的疾病为中心进行了概述。虽然与胃和大肠相比小肠的疾病较少，但在遇到其中特别罕见的疾病的情况下，如果本文能对鉴别诊断有所帮助的话笔者会深感荣幸。

参考文献

[1] 八尾恒良，八尾建史，真武弘明，他．小腸腫瘍—最近5年間（1995～1999）の本邦報告例の集計．胃と腸　36：871-881，2001.
[2] 原岡誠司，岩下明德，中山吉福．病理から見た消化管転移性腫瘍．胃と腸　38：1755-1771，2003.
[3] Aparicio T, Zaanan A, Mary F, et al. Small bowel adenocarci-

noma. Gastroenterol Clin North Am 45:447–457, 2016.
[4] Lien GS, Mori M, Enjoji M. Primary carcinoma of the small intestine. A clinicopathologic and immunohistochemical study. Cancer 61:316–323, 1988.
[5] Dabaja BS, Suki D, Pro B, et al. Adenocarcinoma of the small bowel : presentation, prognostic factors, and outcome of 217 patients. Cancer 101:518–526, 2004.
[6] Wu TJ, Yeh CN, Chao TC, et al. Prognostic factors of primary small bowel adenocarcinoma : univariate and multivariate analysis. World J Surg 30:391–398, 2006.
[7] Bilimoria KY, Bentrem DJ, Wayne JD, et al. Small bowel cancer in the United States : changes in epidemiology, treatment, and survival over the last 20 years. Ann Surg 249:63–71, 2009.
[8] 曽我淳, 鈴木力. カルチノイドとカルチノイド症候群. 日臨 51:207–221, 1993.
[9] Yanaru–Fujisawa R, Matsumoto T, Esaki M, et al. A case of multiple carcinoid tumors of the small intestine. Endoscopy 41(Suppl 2): E299–300, 2009.
[10]久部高司, 櫻井俊弘, 松井敏幸, 他. 小腸内視鏡にて確認しえた空腸lipomatosisの1例. 胃と腸 35:725–730, 2000.
[11]勝木伸一, 千葉大樹, 大沼啓之, 他. 小腸腫瘍性疾患—リンパ管腫, 血管性腫瘍. 胃と腸 43:559–563, 2008.
[12]Tsukada, H, Takaori K, Ishiguro, S, et al. Giant cystic lymphangioma of the small bowel mesentery : report of a case. Surg Today 32:734–737, 2002.
[13]Yao T, Nagai E, Utsunomiya T, et al : An intestinal counterpart of pyogenic granuloma of the skin. A newly proposed entity. Am J Surg Pathol 19:1054–1060, 1995.
[14]中村昌太郎, 松本主之, 八尾隆史, 他. 小腸腫瘍性疾患—悪性リンパ腫. 胃と腸 43:533–538, 2008.
[15]高田尚良, 岡田裕之, 岩室雅也, 他. 濾胞性リンパ腫とマントル細胞リンパ腫の病理. 胃と腸 49:649–655, 2014.
[16]古賀有希, 松井敏幸, 平井郁仁, 他. びまん性の小腸病変を有したenteropathy T–cell lymphomaの1例. 胃と腸 41:401–408, 2006.
[17]八尾隆史, 平橋美奈子. 画像と流れで理解できるVisual 小腸疾患診療マニュアル : 血管腫・リンパ管腫. メジカルビュー社, pp 201–208, 2011.
[18]Parfitt JR, Rodriguez–Justo M, Feakins R, et al. Gastrointestinal Kaposi's sarcoma : CD117 expression and the potential for misdiagnosis as gastrointestinal stromal tumour. Histopathology 52:816–823, 2008.
[19]Shepherd NA, Bussey HJ, Jass JR. Epithelial misplacement in Peutz–Jeghers polyps. A diagnostic pitfall. Am J Surg Pathol 11:743–749, 1987.
[20]Huss S, Wardelmann E, Goltz D, et al. Activating PDGFRA mutations in inflammatory fibroid polyps occur in exons 12, 14 and 18 and are associated with tumour localization. Histopathology 61:59–68, 2012.
[21]八尾恒良, 梅野淳嗣, 江﨑幹宏, 他. 非特異性多発性小腸潰瘍症/CEASの過去, 現在, そして今後. 胃と腸 52:1398–1405, 2017.
[22]Umeno J, Hisamatsu T, Esaki M, et al. A hereditary enteropathy caused by mutations in the *SLCO2A1* gene, encoding a prostaglandin transporter. PLoS Genet 11: e1005581, 2015.
[23]田邉寛, 岩下明德. 非特異性多発性小腸潰瘍症/CEASの臨床病理学的特徴と鑑別疾患. 胃と腸 52:1431–1439, 2017.
[24]Flaherty MJ, Lie JT, Haggitt RC. Mesenteric inflammatory veno–occlusive disease. A seldom recognized cause of intestinal ischemia. Am J Surg Pathol 18:779–784, 1994.
[25]Corsi A, Rabaldi S, Colleti M, et al. Intramural mesenteric venulitis—a new cause of intestinal ischaemia. Virchows Arch 427:65–69, 1995.
[26]Endes P, Molnár P. Chronic intestinal lymphocytic microphlebitis. Arch Morphologica Hungarica 40:137–147, 1992.
[27]Haber MM, Burrrell M, West AB. Enterocolic lymphocytic phlebitis. Clinical, radiologic, and pathologic features. J Clin Gastroenterol 17:327–332, 1993.
[28]Saraga E, Bouzourenne H. Enterocolic (lymphocytic) phlebitis : a rare cause of intestinal ischemic necrosis : a series of six patients and review of the literature. Am J Surg Pathol 24: 824–829, 2000.
[29]Ngo N, Chang F. Enterocolic lymphocytic phlebitis : clinicopathologic features and review of the literature. Arch Pathol Lab Med 131:1130–1134, 2007.
[30]Martinet O, Reis ED, Joseph JM, et al. Isolated granulomatous phlebitis : rare cause of ischemic necrosis of the colon : report of a case. Dis Colon Rectum 43:1601–1603, 2000.
[31]Takahashi T, Tsukuda H, Itoh H, et al. An atypical familial Mediterranean fever patient who developed ulcers in the terminal ileum and recurrent abscess–like lesions in multiple organs. Intern Med 51:2239–2244, 2012.
[32]Kitade T, Horiki N, Katsurahara M, et al. Usefulness of small intestinal endoscopy in a case of adult–onset familial Mediterranean fever associated with jejunoileitis. Intern Med 54:1343–1347, 2015.
[33]江﨑幹宏, 河野真一. 家族性地中海熱. 胃と腸 51: 1722–1723, 2016.
[34]山本章二朗, 三池忠, 野田裕子, 他. 想起困難な希少疾患—家族性地中海熱 : 腸炎で発症し, 経過中, 周期熱・全身関節炎を併発し, 家族性地中海熱と診断した1例. 胃と腸 50:943–949, 2015.
[35]中澤英之, 牧島秀樹, 石田文宏, 他. 小腸炎症性疾患—セリアック病. 胃と腸 43:651–655, 2008.
[36]馬場由紀子, 松田彰郎, 西俣伸亮, 他. グルテン制限食で臨床症状, 画像所見が改善したセリアック病の1例. 胃と腸 50:950–956, 2015.
[37]March MN. Gluten, major histocompatibility complex, and the small intestine : A molecular and immunobiologic approach to the spectrum of gluten sensitivity ('celiac sprue'). Gastroenterology 102:330–354, 1992.
[38]中村昌太郎, 中村滋郎, 松本主之, 他. 膠原病, 免疫・アレルギー性疾患—強皮症(全身性硬化症). 胃と腸 38:535–541, 2003.
[39]村上右児, 西俣伸亮, 高木靖寛, 他. 成人の大腸segmental hypoganglionosisの1例. 胃と腸 48:887–894, 2013.

Summary

Classification and Histopathological Diagnosis of Diseases of the Small Intestine

Takashi Yao[1], Yumi Oshiro[2]
Ryo Wada[3]

There are various diseases of the small intestine, such as malformation, inflammatory diseases, tumors (epithelial and non-epithelial), and tumor-like lesions ; however, the occurrence of lesions in the small intestine is relatively infrequent. Further, the differential diagnosis of rare diseases is often difficult. In the diagnosis of small bowel diseases, it is necessary to understand the pathological classification to know the histopathological features, and the usefulness of biopsy for differential diagnosis.

In this report, in addition to the basic knowledge about small bowel diseases, we outline the histopathological features of important and rare diseases of the small intestine.

---

[1] Department of Human Pathology,Juntendo University Graduate School of Medicine1, Tokyo.

[2] Department of Pathology, Matsuyama Red Cross Hospital, Matsuyama, Japan.

[3] Division of Diagnostic Pathology, Juntendo University Shizuoka Hospital, Izunokuni, Japan.

小肠的肿瘤性/肿瘤样疾病

——原发性小肠癌和转移性小肠肿瘤

冈 志郎[1]
田中 信治[2]
饭尾 澄夫[1]
壶井 章克
大谷 一郎
国原 纱代子
茶山 一彰

摘要●原发性小肠癌以及转移性小肠肿瘤虽然比较罕见，但是最近原因不明的消化道出血被诊断的机会在增加。小肠癌由于呈现各种各样的肉眼形态，与其他小肠肿瘤之间的鉴别诊断非常重要，不仅是胶囊内镜检查和气囊内镜检查，有必要与以往的X线造影检查、CT造影检查等其他诊断法相结合进行高效率的检查。特别是气囊内镜下活检对确定诊断非常有用。但是，原发性小肠癌迄今多在伴有其他脏器转移和腹膜种植转移的晚期状态下被发现，今后进一步的早期诊断法的确立以及病态的阐明是一个课题。

关键词 原发性小肠癌 转移性小肠癌 胶囊内镜 气囊内镜

[1]広島大学病院消化器·代謝内科 〒734-8551広島市南区霞1丁目2-3
E-mail : oka4683@hiroshima-u.ac.jp
[2]同 内視鏡診療科

前言

以往，小肠癌仅通过CT检查和小肠X线造影检查难以确定诊断，大多是在外科切除时首次被诊断，但现在伴随着胶囊内镜检查（Capsule Endoscopy，CE）和气囊内镜检查（Balloon Enteroscopy，BE）的普及，比较容易地进行术前内镜诊断成为可能。由于CE是非侵袭性检查，诊断能力出色，是对不明原因消化道出血检测（Obscure Gastrointestinal Bleeding，OGIB）的首选方法。另一方面，BE尽管是侵袭性的，但最大的优点是不仅可以进行深部小肠的观察，还可以进行活检和内镜治疗。

现在，对于包括小肠癌在内的小肠肿瘤性病变的内镜诊断，通过病例的积累，新的小肠内镜诊断学正在被确立。在本文中，以小肠上皮性肿瘤中的原发性小肠癌和转移性小肠肿瘤的内镜诊断为中心进行概述。

小肠癌的流行病学和危险因素

关于小肠肿瘤发生率的报道很少。当然除十二指肠外，其发生率仅为全部消化道癌的0.1%～0.3%。据八尾等的报道，在对481例原发性恶性肿瘤的研究中，腺癌占32.6%，在日本多家医院施行的通过双气囊内镜（Double Balloon Enteroscopy，DBE）诊断的144例小肠肿瘤的研究中，报道原发性小肠癌为9.7%，转移性小肠肿瘤为9.0%。原发性小肠癌的男女比例约为2∶1，多发于男性，好发年龄为50～60多岁，好发部位在空肠为距Treitz韧带50 cm以内的近端空肠，在回肠为距回盲部50 cm以内的远端回肠。作为原发性小肠癌的危险因素，有遗传性疾病家族性大肠腺瘤病、Lynch综合征、Peutz-Jeghers综合征等；作为病因疾病因素，已知有慢性炎症、Crohn病和乳糜泻等。病理组织学表现以高分化到中分化型腺癌为主体，但也有低分化成分以及未分化成分混杂在一起的情况。

另一方面，已知转移性小肠肿瘤可从各种脏器转移到小肠。原冈等报道，在解剖检查的73 134例消化道转移性肿瘤中，按部位分在小肠发生率最高，为32.5%；原发灶为胃最多，达到19%，其次是胰腺18%、肺10%；当从向小肠转移的概率来看时，胰腺、腹膜、肠系膜，胆囊、肝外胆管均为20%以上的高转移率。另外，渡边等报道，对102例转移性小肠肿瘤的临床病例进行了研究，作为原发癌，肺癌为58%、恶性黑色素瘤为7%、食管癌为7%、肾癌为7%、乳腺癌为6%、大肠癌为3%、其他为12%；作为转移的途径，推测为脉管性（血行性或淋巴行性）、腹膜种植转移、经由肠道内（游离于肠道内的肿瘤细胞在小肠黏膜上着床发育）转移。在解剖检查病例的研究中，作为腹腔内恶性肿瘤的末期表现。虽然报道由邻近脏器直接浸润和种植性转移所致的病变占多数，但今后通过CE和BE被早期诊断的原发性小肠肿瘤以及转移性小肠肿瘤的发生率有可能会变高。

小肠癌的诊断过程

原发性小肠癌和转移性小肠肿瘤由于其大多为无症状，在早期阶段发现的机会很少。大多由于肿瘤增大以后肠腔变得狭窄，引起腹痛、恶心、呕吐等肠梗阻症状和贫血、黑便等显性出血症状（Overt OGIB）而被注意到。如果被诊断为无狭窄表现的OGIB，由于小肠出血性病变的可能性高，所以应积极地进行小肠内镜检查。在2015年12月由日本消化内镜学会发行的《小肠内镜诊疗指南》中，推荐对于OGIB患者进行腹部造影CT检查后，非侵袭性的CE为首选。当然，在临床症状和通过CT检查怀疑有明显的小肠狭窄时，不适用CE，应优先进行小肠造影检查或通过BE的检查。

虽然迄今为止关于通过CE的小肠肿瘤的诊断能力的报道很少，但据报道通过欧洲的多中心试验（12个临床研究机构，5129例的CE检查）显示小肠癌占20%，与小肠X线造影检查、腹部CT等其他方法相比诊断能力更高。另外，对于潜在性出血（Occult OGIB）也有通过CE首次被诊断为原发性小肠肿瘤的报道，在慢性的缺铁性贫血和持续的便潜血检查阳性病例，在通过上消化道和下消化道内镜检查未见明显的出血源的情况下，应该考虑积极的CE检查。关于BE插入途径的选择，在持续性显性出血（On-Going Overt Bleeding）的情况下，无须首先选择经口途径。在难以推测病变部位而需要尝试全小肠观察的情况下，通常先选择对患者负担较小的经肛门途径，在最终到达点进行点墨标记后再行经口途径。

小肠癌的内镜表现

关于内镜诊断，需综合性地判断颜色、表面性状（隆起性还是凹陷性）、病变可动性的有无、单发性还是多发性等。关于通过CE的小肠癌的诊断尚无确定的表现。CE虽然是非侵袭性的检查，但缺点是在没有送气的生理条件下的观察、肠管的起伏和皱襞的存在、不连续图像、被动的视野等。另外，大多是只有病变的一部分可以作为近距表现被扫查出来，由于不能捕捉到肿瘤的整体表现，所以在读片时需要注意。在晚期癌，由于围堰的部分引起黏膜下肿瘤（Submucosal Tumor，SMT）样的形态，即使在伴有溃疡的情况下，通过CE也不能扫查出溃疡部，所以在很多情况下难以与消化道间质性肿瘤（Gastrointestinal Stromal Tumor，GIST）等相鉴别。在CE读片时，病变口腔侧肠管的扩张和残渣的积存、15 min以上的胶囊的通过延迟（Regional Transit Abnormality，RTA）等表现也成为参考。总之，结合临床症状、体外式超声检查和腹部CT等进行综合性诊断非常重要。

原发性小肠癌的大多数以晚期癌被发现，而晚期癌的内镜表现的特征是易出血性的不规则的肿瘤和溃疡以及管腔狭窄等，呈所谓的2型晚期癌（溃疡局限型）的形状。肉眼分型大致被分为隆起型和溃疡型，溃疡型进一步被细分为非狭窄型、管外发育型、环状狭窄型，其中以环状

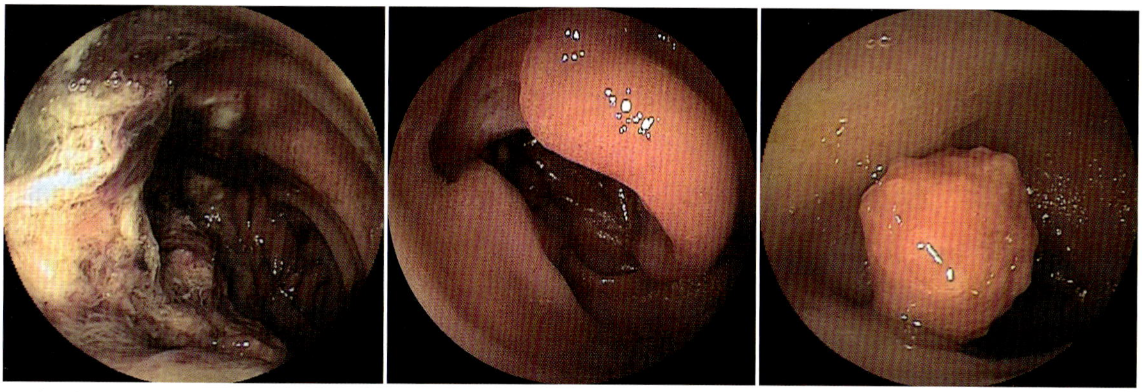

a | b | c

图1 转移性小肠肿瘤的内镜像。
a 恶性黑色素瘤。
b 肺癌。
c 肝细胞癌。

狭窄型的发生率最高。另外，其与恶性淋巴瘤（尤其是弥漫性大细胞型B细胞淋巴瘤）之间的鉴别很重要。恶性淋巴瘤在溃疡边缘呈耳廓状，与狭长相比大多保持管腔；而在原发性小肠癌，由于癌瘤有进展到肠管短轴方向的趋势，因此容易呈现被称为餐巾环征（Napkin-Ring Sign）的短的环状狭窄，在狭窄周围的肿瘤部分见有边界清晰的结节状隆起为其特征。类癌呈边缘平滑的SMT样形态，表面具有凹陷而多发为其鉴别点。但是，由于小肠管腔狭窄，在狭窄病例大多很难观察病变整体。为了确定诊断，有必要进行从溃疡边缘取材的靶向活检。关于早期癌，多数呈隆起型或表面隆起型，但病例数还很少，有待于今后通过多个临床研究机构积累病例。

转移性小肠肿瘤呈溃疡性病变、隆起性病变、SMT样形态等各种各样（**图1**），多发的情况也不少。在转移性小肠肿瘤，由于癌细胞从肠系膜和浆膜侧向黏膜浸润。因此，即使形成肿瘤也多呈SMT形态，呈SMT样形态或部分作为SMT的形态的溃疡是特征性的。以下是笔者所在科室经历的转移性小肠肿瘤病例的一览表，仅供参考（**表1**）。这些病例全部以OGIB为契机被发现病变，10例中有9例通过DBE到达病变，肉眼形态呈各种各样，但都可以通过活检进行确定诊断。

病例

1. 在隐血阳性患者（occult OGIB）详细检查中发现的原发性小肠癌病例［病例1，图2］

60多岁，女性。缺铁性贫血（Hb 97 g/L），便潜血呈阳性，在附近医院通过上消化道和下消化道内镜检查未发现出血源，以小肠详细检查为目的被介绍到笔者所在科室就诊。通过腹部CT检查没有指出明显的异常表现。

通过CE（**图2a**）在上部空肠见有胶囊的通过延迟（RTA）以及残渣的积存，但没有发现胶囊内镜的滞留。

通过DBE（**图2b**）在相同部位见有全周性的溃疡性病变。探头通过困难。通过相同部位的活检诊断为Group 5，施行了空肠部分切除术。

最终病理组织学诊断［切除标本（**图2c**）、HE染色实体显微镜像（**图2d**）、溃疡部的HE染色低倍放大像（**图2e**）、浸润前端部的HE染色低倍放大像（**图2f**）］为tub2>por2、pSE、med、INFb>c、Ly2、V0、pPM0、pDM0、pRM0、pN0。施行了术后化学疗法，虽然经过了7年，但没有复发，正在进行随访观察。

2. 因肠梗阻症状而发病的原发性小肠癌病例［病例2，图3］

40多岁，女性。从1个月前开始自觉饭后

表 1 在该科的转移性小肠肿瘤的一览表

患者 No.	年龄（岁）	性别	小肠检查目的	原发癌	其他脏器转移	腹部超声/CT 表现	CE 表现	DBE 表现	治疗	预后
1	60 多岁	男性	overt OGIB	肝内胆管癌	腹膜种植转移	回盲部，壁肥厚	未施行	回肠末端，半周性的凹陷性病变	化学疗法	死亡
2	60 多岁	男性	overt OGIB	肝细胞癌	肺、肾上腺、骨	小肠，无表现	回肠，肿瘤性病变	下部回肠，长径 10 mm 大小、伴有不规则凹凸的Ⅰs 型息肉	内镜治疗（EMR）	死亡
3	60 多岁	男性	overt OGIB	恶性黑色素瘤（右鼻腔）	肺、肝、胰	回肠，长径 70 mm 大小的肿瘤	深部小肠，肿瘤性病变	深部小肠，半周性的溃疡性病变	外科手术	死亡
4	60 多岁	男性	occult OGIB	肾细胞癌	脑、肺、肝、胰、肾、肌	深部小肠，	深部小肠，肿瘤性病变	由于粘连，不能到达肿瘤	保守性治疗（姑息缓和治疗）	死亡
5	60 多岁	男性	overt OGIB	肝细胞癌	脑、肺、脾	长径 20 mm 大小的肿瘤		小肠 X 线造影检查：盆腔内小肠，长径 20 mm 大小的隆起性病变	外科手术	死亡
6	70 多岁	男性	overt OGIB	头部血管肉瘤	胸膜、肝		深部小肠，发红的肿瘤性病变	由于粘连，不能到达肿瘤	保守性治疗（姑息缓和治疗）	死亡
7	50 多岁	男性	occult OGIB	胸腺癌	肺、骨	小肠，无表现	深部小肠，发红的肿瘤性病变	深部小肠，长径 20 mm 大小的溃疡性病变	在其他医院治疗	不明
8	60 多岁	男性	overt OGIB	肺多形性癌	脑、肝、胰、腹膜种植转移	小肠，无表现	上部小肠，半周性的肿瘤性病变	上部小肠，半周性的不规则性溃疡性病变	保守性治疗（姑息缓和治疗）	死亡
9	80 多岁	女性	overt OGIB	胰腺癌	腹膜种植转移	上部小肠，壁肥厚	上部小肠，全周性的肿瘤性病变	上部小肠，多发的半周至全周性的溃疡性病变	保守性治疗（姑息缓和治疗）	死亡
10*	70 多岁	男性	overt OGIB	肾细胞癌	脑、肺、肾	上部小肠，壁肥厚	深部小肠，全周性的溃疡性病变	深部小肠，全周性的溃疡性病变	外科手术	死亡

OGIB：obscure gastrointestinal bleeding，隐匿性消化道出血；EMR：endoscopic mucosal resection，内镜下黏膜切除术。

＊与病例 3 为同一人。

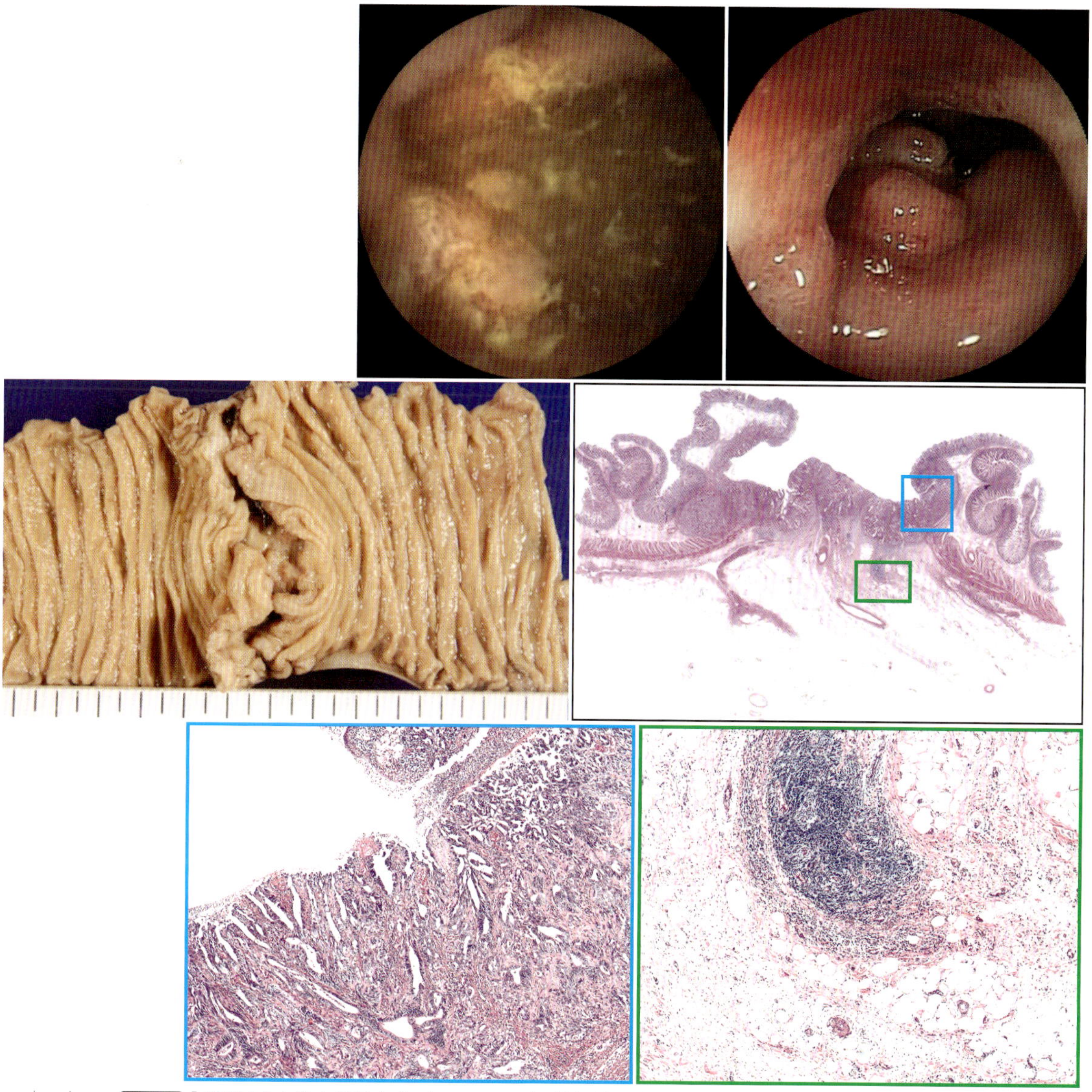

	a	b
c		d
e		f

图2 **[病例1]** 在隐血阳性患者（Occult OGIB）详细检查中发现的原发性小肠癌病例。60多岁，女性。缺铁性贫血（Hb 97 g/L），便潜血呈阳性，在附近医院的上消化道和下消化道内镜检查中没有发现出血源，以小肠详细检查为目的被介绍到笔者所在科室就诊。腹部CT未能指出明显的异常表现。

a CE像。在上部空肠见有胶囊内镜的通过延迟（RTA）和残渣的积存，但没有发现胶囊内镜的滞留。

b DBE像。在相同部位见有全周性的溃疡性病变。探头通过困难。通过该部的活检诊断为Group 5，施行了空肠部分切除术。

c 切除标本。

d 实体显微镜像（HE染色）。

e **d**的蓝框部低倍放大像（溃疡部）。

f **d**的绿框部低倍放大像（浸润前端部）。最终病理组织学诊断为tub2>por2、pSE、med、INFb>c、Ly2、V0、pPM0、pDM0、pRM0、pN0。施行了术后化学疗法，虽然经过了7年，但没有复发，随访观察中。

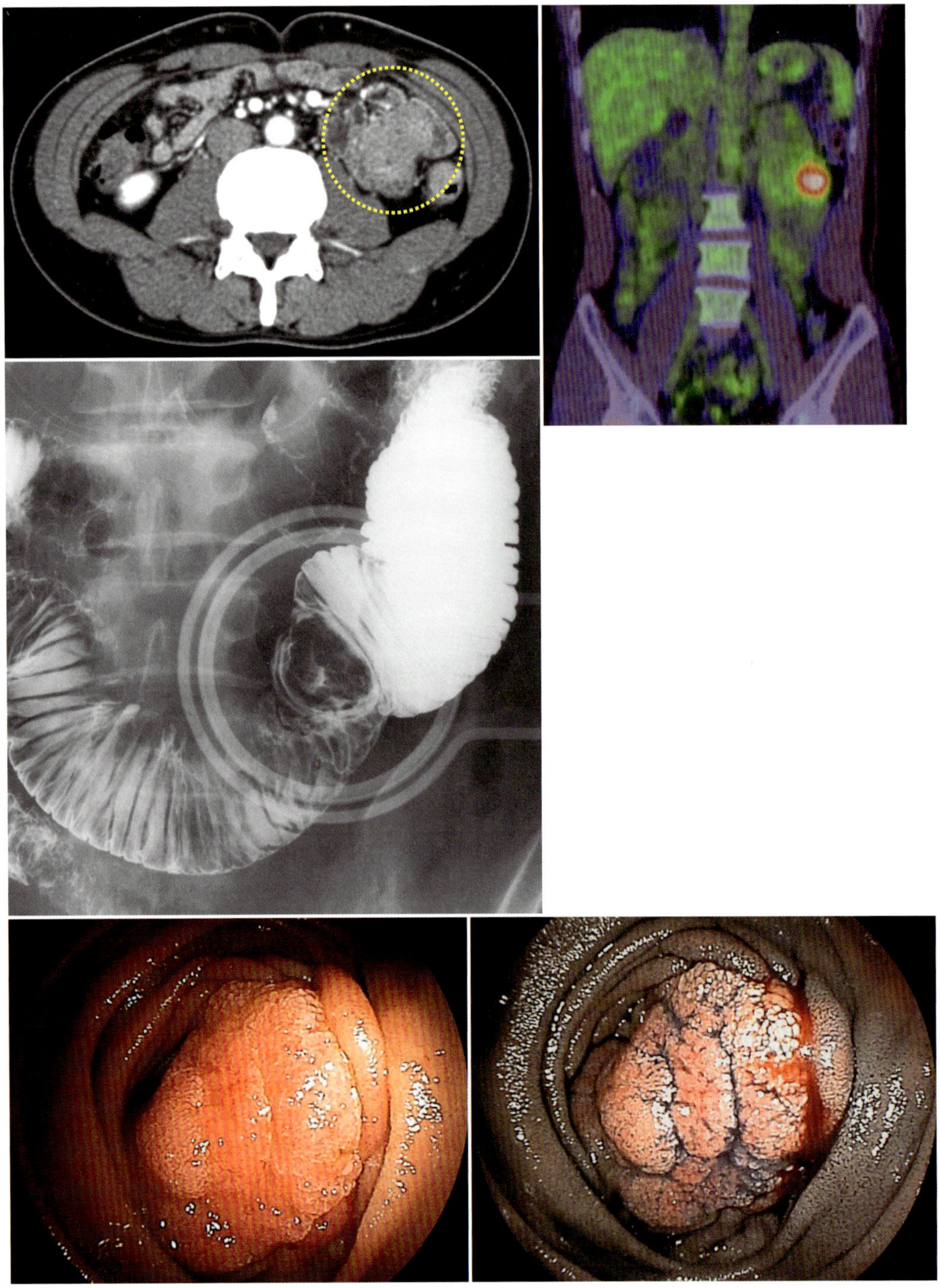

图3 **[病例 2]** 因肠梗阻症状而发病的原发性小肠癌病例，40 多岁，女性。从 1 个月前开始自觉饭后呕吐、腹痛，到附近医院就诊。由于在腹部 CT 检查中被指出有异常，所以以小肠详细检查为目的被介绍到笔者所在科室就诊。未见肿瘤标志物水平升高和贫血（Hb 137 g/L）。

a 腹部造影 CT 像。在空肠见有长径为 35 mm 大小、具有强化的壁肥厚和见有口腔侧小肠的扩张（黄色虚线部）。

b PET-CT 像。在空肠见有 SUVmax 5.3 的异常积聚，除此之外没有发现异常积聚。

c 小肠 X 线造影像。在空肠见有长径为 35 mm 大小、几乎占据管腔全周的边界清晰、边缘不规则的隆起性病变。

d DBE 像。见有占据管腔的隆起性病变。探头向肛门侧通过困难。

e DBE 像（色素染色像）。通过该部的活检诊断为 Group 5，施行了空肠部分切除术。

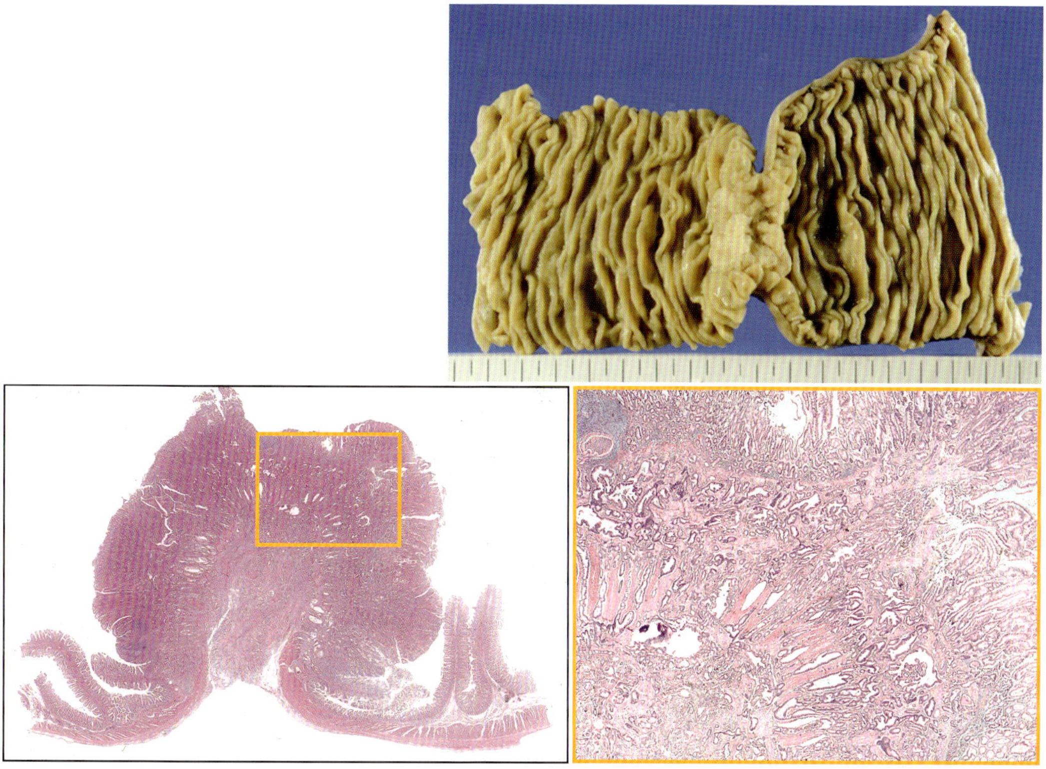

图3 续［病例 2］

f 切除标本。

g 实体显微镜像（HE 染色）。

h g 的橙框部低倍放大像。最终病理组织学诊断为 tub2>tub1、pSS、int、INFb、Ly0、V0、pPM0、pDM0、pRM0、pN0。施行了术后化疗，14 个月后发现直肠种植转移，32 个月后发现腹膜种植转移，目前正在继续进行辅助化疗。

呕吐、腹痛，到附近医院就诊。由于在腹部 CT 中被指出有异常，所以以小肠详细检查为目的被介绍到笔者所在科室接受诊查。没有发现肿瘤标志物水平升高和贫血（Hb 137 g/L）。

通过腹部增强 CT（**图 3a**），在空肠发现长径为 35 mm 大小、具有强化显示的壁增厚和见有口侧小肠的扩张。

通过正电子发射计算机断层扫描（Positron Emission Tomography with CT，PET-CT；**图 3b**），在空肠发现 SUVmax 5.3 的异常积聚，除此之外没有发现异常积聚。

通过小肠 X 线造影检查（**图 3c**），在空肠见有长径为 35 mm、几乎占据管腔全周的边界清晰、边缘不规则的隆起性病变。

通过 DBE（**图 3d**），发现占据管腔的隆起性病变。向肛侧的探头通过困难。通过色素染色图像（**图 3e**）中同部位的活检诊断为 Group 5，施行了空肠部分切除术。

最终病理组织学诊断［切除标本（**图 3f**）、HE 染色实体显微镜像（**图 3g**）、HE 染色低倍放大像（**图 3h**）］为 tub2>tub1、pSS、int、INFb、Ly0、V0、pPM0、pDM0、pRM0、pN0。施行了术后化学疗法，但 14 个月后发现直肠种植转移，32 个月后发现腹膜种植转移，目前正在继续进行辅助化学疗法。

3. 通过显性不明原因胃肠道出血（Overt OGIB）诊断的转移性小肠肿瘤病例［病例 3，图 4］

70 多岁，男性。在 5 年前针对肾细胞癌施行了左肾切除术。手术后第 7 年，针对右肺转移施行了右肺下叶部分切除术，但由于几乎在同一

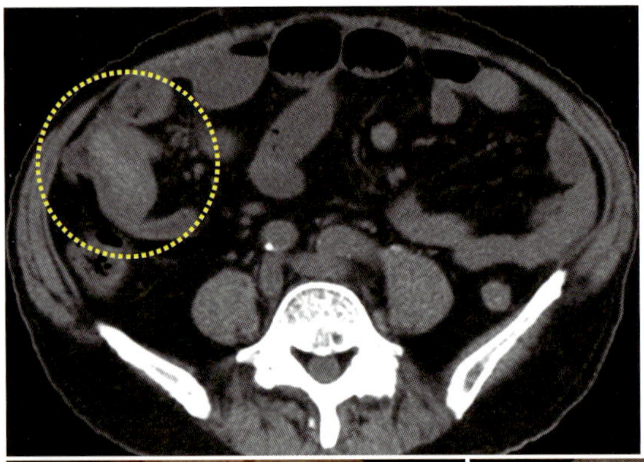

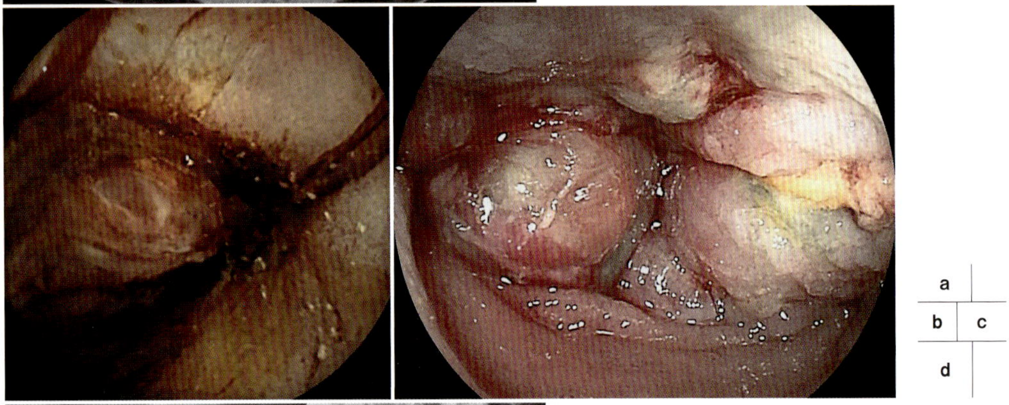

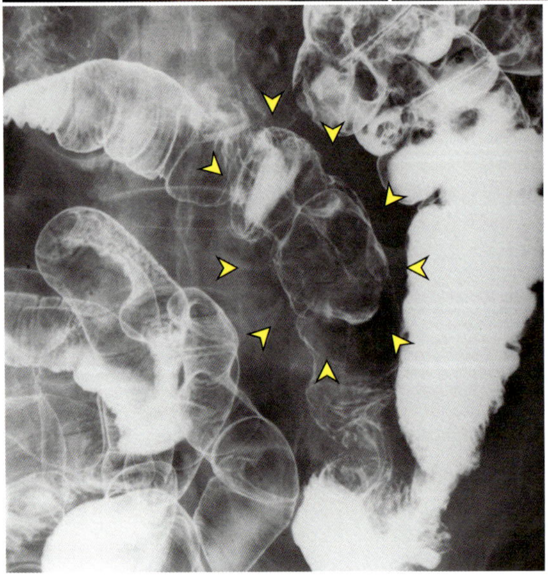

图4 **[病例3]** 通过显性不明原因胃肠道出血（Overt OGIB）诊断的转移性小肠肿瘤病例，70多岁，男性。5年前针对肾细胞癌施行了左肾切除术。手术后第7年，针对右肺转移施行了右肺下叶部分切除术，但由于几乎在同一时期发现黑便、贫血（Hb 78 g/L），所以被介绍到笔者所在科室就诊。在上部、下部消化道内镜检查中没有发现出血源。

a 腹部CT像。在回肠发现了强化区，但没有发现小肠的明显扩张（黄色虚线部分）。

b CE像。在回肠发现了发红的隆起性病变。未见胶囊内镜的滞留及其他的小肠内异常表现。

c DBE像。在下部回肠发现了占据管腔的结节分叶状肿瘤。呈气垫征（air-cushion sign）阴性，探头可通过该部，活检为Group 5（透明细胞癌）。

d 小肠X线造影像。在自回肠末端向口侧约10 cm处见有长径为40 mm大小的亚蒂性隆起性病变（黄色箭头所指）。施行了空肠部分切除术。

时期发现黑便、贫血（Hb 78 g/L），被介绍到笔者所在科室接受诊查。在上消化道和下消化道内镜检查中没有发现出血源。

通过腹部CT（**图4a**），虽然在回肠见有高吸收区，但未见小肠的明显扩张。

通过CE（**图4b**），在回肠见有发红的隆起性病变。未见胶囊内镜的滞留及其他的小肠内异常表现。

通过DBE（**图4c**），在下部回肠见有占据管腔的结节分叶状肿瘤。呈气垫征（Aircushion

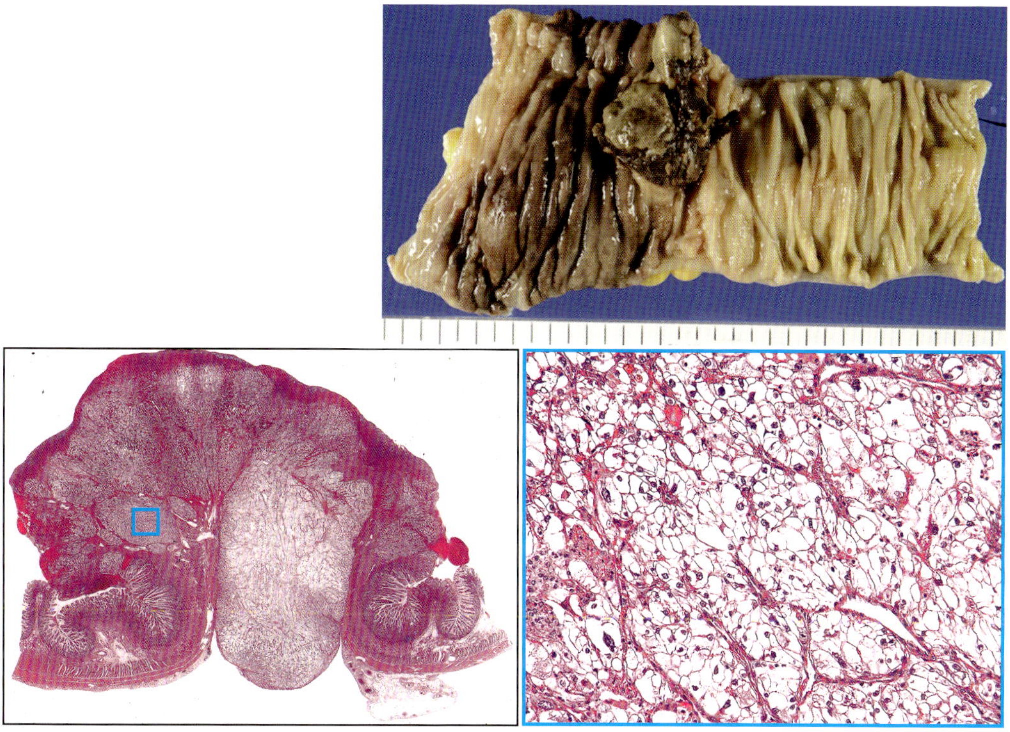

e | f | g

图4 续［**病例 3**］
e 切除标本。
f 实体显微镜像（HE 染色）。
g **f** 的蓝框部低倍放大像。肿瘤细胞为大型不规则形，具有透明的细胞质，诊断为肾细胞癌转移。病变虽然露出于浆膜面，但术中没有发现明显的腹膜种植转移。该患者虽然施行了术后化疗，但在第 7 个月因右肾及右肾门淋巴结转移、多发性脑转移而死亡。

Sign）阴性，探头可通过该部，活检为 Group 5（透明细胞癌）。

通过小肠 X 线造影检查（**图 4d**），在自回肠末端向口侧约 10 cm 处发现长径为 40 mm 大小的亚蒂性隆起性病变。施行了空肠部分切除术。

在病理组织学图像［切除标本（**图 4e**）、HE 染色实体显微镜图像（**图 4f**）、HE 染色低倍放大图像（**图 4g**）］中，肿瘤细胞为大型不规则形，具有透明的细胞质，诊断为肾细胞癌的转移。病变虽然露出于浆膜面上，但术中没有发现明显的腹膜种植转移。该患者虽然施行了术后化疗，但在第 7 个月因右肾及右肾门淋巴结转移、多发性脑转移而死亡。

结语

以对小肠癌的内镜诊断的现状为中心进行了阐述。通过 OGIB 患者的以 CE 和 BE 为中心的诊断流程和检查方法的规范化，关于包括小肠癌在内的小肠疾病整体的内镜诊断学正在被确立。但是，迄今为止原发性小肠癌多在伴有其他脏器转移和腹膜种植转移的晚期状态下被发现，因此，致力于小肠癌的早期发现和阐明小肠癌的发生、发育进展是当务之急。

作为与小肠癌的处理有关的问题点，由于没有关于小肠肿瘤整体的处理规章，其记述和记录在日本尚未被统一，所以推荐参照大肠癌处理规章。另外，关于对小肠癌的化疗也尚未确立标准的治疗法，所以选择按大肠癌的治疗法。在这样的背景下，大肠癌研究会决定制定《小肠癌处理规章》以及《小肠癌治疗指南》。目前，以收集研究与此相关的基础数据为目的，“小肠恶性肿瘤项目研究（委员长：田中信治）”的工作正在进行中。

参考文献

[1] Ohmiya N, Yano T, Yamamoto H, et al. Diagnosis and treatment of obscure GI bleeding at double balloon endoscopy. Gastrointest Endosc 66: S72–77, 2007.

[2] 岡志郎，田中信治，宍戸孝好，他．出血性小腸疾患に対する診断・治療の進め方．胃と腸 45:312–320, 2010.

[3] 倉金丘一．本邦における原発性空・回腸癌の臨床統計的考察．最新医 34:1053–1058, 1979.

[4] Chen CC, Neugut AI, Rotterdam H. Risk factors for adenocarcinomas and malignant carcinoids of the small intestine : preliminary findings. Cancer Epideniol Biomarkers Prev 3: 205–207, 1994.

[5] Ciccarelli O, Welch JP, Kent GG. Primary malignant tumors of the small bowel. The Hartford Hospital experience, 1969–1983. Am J Surg 153:350–354, 1987.

[6] 八尾恒良，八尾健史，真武弘明，他．小腸腫瘍—最近5年間（1995～1999）の本邦報告例の集計．胃と腸 36: 871–881, 2001.

[7] Mitsui K, Tanaka S, Yamamoto H, et al. Role of double-balloon endoscopy in the diagnosis of small-bowel tumors : the first Japanese multicenter study. Gastrointest Endosc 70: 498–504, 2009.

[8] 川井啓市，馬場忠雄，赤坂裕三，他．わが国における小腸疾患の現況と展望．胃と腸 11:145–155, 1976.

[9] 濱田義浩，二村聡．小腸悪性腫瘍の臨床病理学的特徴—小腸原発性上皮性悪性腫瘍（癌腫）の臨床病理学的検討．胃と腸 48:1380–1390, 2013.

[10]大腸癌研究会（編）．遺伝性大腸癌診療ガイドライン，2016年版．金原出版，2016.

[11]Vanoli A, Di Sabatino A, Martino M, et al. Small bowel carcinomas in celiac or Crohn's disease : distinctive histophenotypic, molecular and histogenetic patterns. Mod Pathol 30:1453–1466, 2017.

[12]原岡誠司，岩下明．小腸悪性腫瘍—転移性小腸腫瘍．Intestine 15:157–166, 2011.

[13]渡辺憲治，森本謙一，谷川徹也，他．小腸腫瘍性疾患—転移性腫瘍．胃と腸43:570–574, 2008.

[14]山本博徳，緒方晴彦，松本主之，他．小腸内視鏡診療ガイドライン．Gastroenterol Endosc 57:2685–2720, 2015.

[15]Rondonotti E, Pennazio M, Toth E, et al. Small-bowel neoplasms in patients undergoing video capsule endoscopy : a multicenter European study. Endoscopy 40:488–495, 2008.

[16]Watari I, Oka S, Tanaka S, et al. Is Occult Obscure Gastrointestinal Bleeding a Definite Indication for Capsule Endoscopy? A Retrospective Analysis of Diagnostic Yield in Patients with Occult versus Overt Bleeding. Gastroenterol Res Pract 2013:915463, 2013.

[17]Kunihara S, Oka S, Tanaka S, et al. Management of occult obscure gastrointestinal bleeding patients based on long-term outcomes. Therap Adv Gastroenterol 11:1756284818787408, 2018.

[18]岡志郎，田中信治．消化管癌Update：研究・診断・治療・予防の進歩—ダブルバルーン内視鏡（DBE）による小腸腫瘍の診断．医のあゆみ 230:873–878, 2009.

[19]三井啓吾，田中周，橋野史彦，他．出血を来す小腸腫瘍性病変の診断と治療—上皮性腫瘍．胃と腸 53:848–856, 2018.

[20]丸山尚子，平田一郎．小腸悪性腫瘍の診断と治療—原発性上皮性悪性腫瘍（癌腫）．胃と腸 48:1429–1436, 2013.

[21]小林望，吉竹直人，平原美孝，他．実践的カプセル内視鏡カプセル内視鏡による小腸腫瘍の診断．消内視鏡 22:337–343, 2010.

[22]岡志郎，田中信治，野田育江，他．小腸腫瘍をめぐって：小腸悪性腫瘍—GIST. Intestine 15:143–150, 2011.

[23]Tang SJ, Zanati S, Dubcenco E, et al. Capsule endoscopy regional transit abnormality : a sign of underlying small bowel pathology. Gastrointest Endosc 58:598–602, 2003.

[24]多田修治，上原正義．腫瘍性病変—小腸癌．八尾恒良，飯田三雄（編）．小腸疾患の臨床．医学書院，2004.

[25]岡志郎，田中信治，中野誠，他．小腸悪性腫瘍に診断と治療—消化管内分泌細胞腫瘍（カルチノイド腫瘍）．胃と腸 48:1437–1445, 2013.

[26]西村誠，喜多宏人，矢野智則，他．小腸悪性腫瘍の診断と治療—転移性小腸腫瘍．胃と腸 48:1481–1486, 2013.

Summary

Diagnostic Algorithm of Small-bowel Carcinoma

Shiro Oka[1], Shinji Tanaka[2], Sumio Iio[1], Akiyoshi Tsuboi, Ichiro Ohtani, Sayoko Kunihara, Kazuaki Chayama

Small-bowel carcinoma is a rare disease. Here, we discuss a diagnostic algorithm of primary and metastatic small-bowel carcinoma. Two indispensable diagnostic devices for small-bowel carcinoma are CE (capsule endoscopy) and BE (balloon endoscopy). Although CE is the first-line noninvasive modality for patients with obscure gastrointestinal bleeding, it makes a definitive diagnosis of primary small-bowel carcinoma occasionally challenging. Therefore, BE with biopsy should be proactively performed in patients with inconclusive CE findings to facilitate pathological diagnosis. Most small-bowel carcinoma cases are detected in an advanced stage. Early detection using various modalities could enhance the prognosis of small-bowel carcinoma.

[1]Department of Gastroenterology and Metabolism, Hiroshima University Hospital, Hiroshima, Japan.

[2]Department of Endoscopy, Hiroshima University Hospital, Hiroshima, Japan.

小肠的肿瘤性/肿瘤样疾病
——小肠淋巴增殖性疾病（恶性淋巴瘤）

嘉岛 伸[1]
藤谷 干浩
村上 雄纪
岩间 琢哉
佐佐木 贵弘
久野木 健仁
高桥 庆太郎
安藤 胜祥
上野 伸展
盛一 健太郎
田边 裕贵
奥村 利胜

摘要●消化道是恶性淋巴瘤的好发部位，而恶性淋巴瘤的肉眼分型多种多样。为了进行恶性淋巴瘤的确定诊断，需要进行活检或外科切除标本的病理组织学诊断。即使在消化道中，小肠也是诊断最困难的部位，在CT和PET-CT等模式下，很多情况下很难检查出小肠恶性淋巴瘤，因此应该积极利用胶囊内镜和双气囊内镜对小肠进行详细检查。另外，在肠道恶性淋巴瘤和良性淋巴滤泡增生的鉴别上，积极地联用NBI放大观察，找出血管网减少和不规则血管出现等特征性表现，对于淋巴瘤小的病变的诊断是有用的。

关键词 内镜表现 诊断步骤 小肠内镜检查 NBI放大观察

[1]旭川医科大学内科学講座消化器·血液腫瘍制御内科学分野
〒078-8510旭川市緑が丘東2条1丁目1-1
E-mail : shin1014@asahikawa-med.ac.jp

前言

恶性淋巴瘤大致被分为原发于淋巴结的“结性（全身性）淋巴瘤”和淋巴结以外的脏器原发的“结外性淋巴瘤”。据知，30%～40%的结外淋巴瘤发生于消化道。另外，消化道也是“全身性淋巴瘤”容易引起浸润的脏器，消化道原发还是全身性淋巴瘤消化道浸润的鉴别也很重要。在消化道中，多见有胃病变，为60%～80%，肠道病变（小肠和大肠等）占20%～30%。

消化道恶性淋巴瘤常常多发，也遇到过很多在胃和肠道两种器官都发生病变的病例。小肠恶性淋巴瘤的诊断以往主要是通过X线造影检查来进行，但近年来，胶囊内镜检查（Capsule Endoscopy，CE）和双气囊内镜检查（Double Balloon Enteroscopy，DBE）得到广泛应用，小肠恶性淋巴瘤的诊断病例在增加。在本文中，就肠道恶性淋巴瘤的病理组织学表现和内镜表现进行概述。

肠道恶性淋巴瘤的诊断

1. 临床表现

消化道原发恶性淋巴瘤的好发年龄虽然被认为是50～60岁，但从年轻人到老年人的所有年龄层都可以看到。在性别上，男女比例为2：1，男性发生率高。临床症状有腹痛、腹泻、便血、腹部包块等，但无症状的病例也不少。有时伴有体重减轻、发热、盗汗等症状，作为预后不良因素很重要。也有因肝脾瘤和消化道穿孔而被发现的病例。

在一般检查中，便潜血反应阳性的概率高，可见有CRP水平增高、血沉增快、贫血、白细胞增多、低蛋白血症、LDH高值。血清可溶性白细胞介素2受体（Soluble Interleukin-2 Receptor，

表 1 消化道恶性淋巴瘤各组织类型的免疫染色及基因学特征

组织分型	免疫染色	特异性基因异常
B 细胞淋巴瘤	CD20＋、CD79a＋	
MALT 淋巴瘤	CD5－、CD10－、CD21－	t（11;18）/*API2-MALT1*
滤泡性淋巴瘤	CD10＋、BCL2＋	t（14;18）/*IGH-BCL2*
套细胞淋巴瘤	Cyclin D1＋、CD5＋	t（11;14）/*CCND1-IGH*
弥漫性大细胞型 B 细胞淋巴瘤		t（3;14）/*BCL6-IGH*
Burkitt 淋巴瘤	CD10＋、CD43＋、BCL －	t（8;14）/*c-MYC-IGH*
NK / T 细胞淋巴瘤	CD3＋或 CD2＋/CD56＋	
肠病相关性 T 细胞淋巴瘤	CD7＋、CD103＋	
成人 T 细胞白血病淋巴瘤	CD4＋（或 CD8＋）	HTLV-1 proviral DNA

MALT：Mucosa-Associated Lymphoid Tissue，黏膜相关淋巴样组织；HTLV-1：Human T-cell Leukemia Virus Type 1，人类 T 淋巴细胞白血病 1 型病毒。

sIL-2R）对于恶性淋巴瘤病情的评估是有用的。

2. 病理组织学上的分类和表现

按照“基于肿瘤细胞来源的造血器官 / 淋巴系统肿瘤的 WHO 分类”进行恶性淋巴瘤的病理组织学上的分类。为了进行恶性淋巴瘤的确定诊断，需要进行活检或外科切除标本的病理组织学诊断。在胃恶性淋巴瘤中，黏膜相关淋巴样组织（Mucosa-Associated Lymphoid Tissue，MALT）淋巴瘤和弥漫性大细胞型 B 细胞淋巴瘤（Diffuse Large B-cell Lymphoma，DLBCL）的发生率高，但在肠道恶性淋巴瘤中，MALT 淋巴瘤的发生率低，DLBCL 最多，滤泡性淋巴瘤（Follicular Lymphoma，FL）和 T 细胞淋巴瘤的发生率也比较高。FL 以及 T 细胞性淋巴瘤大多为多发，尤其是 FL，十二指肠、空肠病变的发生率高。

为了确定恶性淋巴瘤的组织分型，除通常的 HE 染色外，还必须进行 CD3、CD5、CD10、CD20、CD56、CD79a、cyclin D1、BCL2 等免疫组织化学染色。另外，在恶性淋巴瘤，由于在各组织分型存在有特异性的基因异常，因此在组织学诊断困难的病例，一般认为通过细胞基因学检查［G 带检查、逆转录聚合酶链反应（Reverse Transcription Polymerase Chain Reaction，RT-PCR）或荧光原位杂交］与明确诊断相关联，是有帮助的。具有代表性的恶性淋巴瘤的免疫组织化学以及基因学特征如**表 1** 所示。

3. 为了诊断肠道恶性淋巴瘤所需的检查和其步骤

据报道，作为全身性恶性淋巴瘤的部分表现的消化道浸润可见有 24%，在无论哪个脏器发现淋巴瘤的情况下，也希望在进行全身详细检查［CT、正电子发射计算机断层显像（Positron Emission Tomography with CT，PET-CT）、骨髓穿刺术等］的基础上，进行消化道详细检查。

下面提示在笔者所在医院进行的消化道详细检查的步骤。

如果有腹痛和便血、肠梗阻等症状，首先要进行腹部增强 CT 检查。根据临床症状和 CT 表现，怀疑有小肠病变时，进行小肠 X 线造影检查和通过 CE 的存在诊断，然后通过 DBE 下活检进行确定诊断。

以往作为小肠的详细检查一直是进行小肠 X 线造影检查，但存在有对患者的侵袭大、检查时间长、不能避免受到放射线照射等问题。另外，为了扫查出肠道的小病变，需要医生操作得高度熟练，所以进行小肠 X 线造影检查的频率降低。但是，对于怀疑有高度肠道狭窄的病例，CE 是禁忌的，通过 X 线造影检查的部位 / 性状诊断是有用的（**图 1、图 2**）。

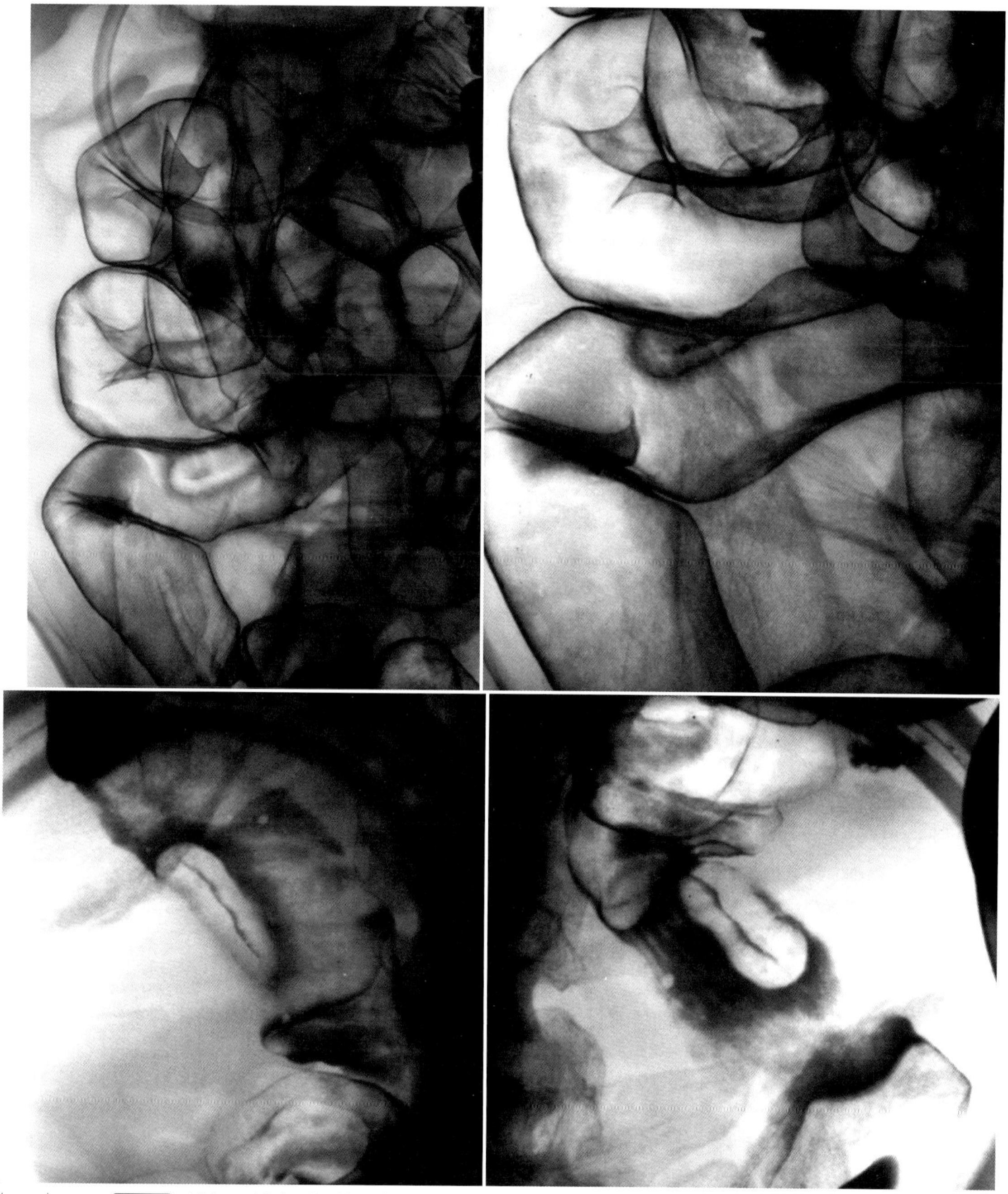

a	b
c	d

图1 小肠 FL（隆起型）的 X 线造影像。在空回肠过渡部，发现 1 处 30 mm 大小、边缘平缓增高的隆起性病变，在隆起的顶部呈线状的凹陷。

CE 是一种仅通过患者吞下就能拍摄到消化道管腔详细图像的、与其他检查相比极为简便且侵袭性低的检查法，但由于不能进行活检组织诊断，所以不能成为确定诊断，有必要进行 DBE。另外，在高度肠道狭窄的病例，由于有滞留（Retention）的危险，所以在使用探路胶囊（Patency Capsule）评估消化道通畅性后进行 CE。

DBE 使得从肿瘤取材进行活检病理组织学

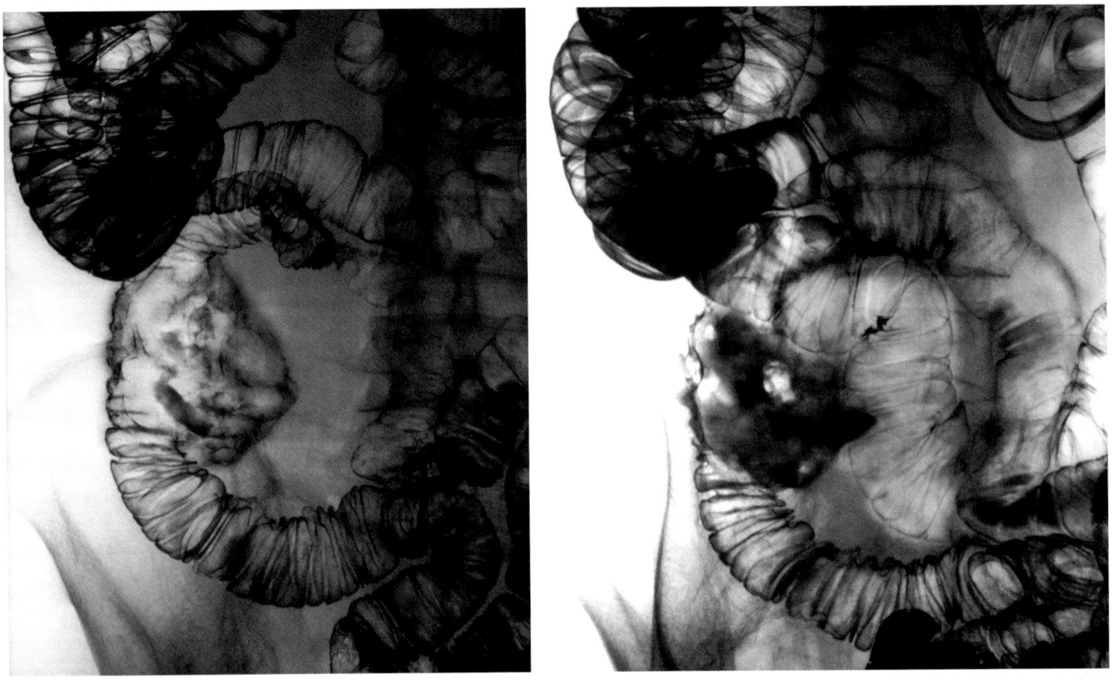

a | b

图2 小肠 DLBCL（溃疡型）的 X 线造影像。在回肠发现 1 处边缘不规则、边界不清的溃疡性病变。病变部比非病变部明显扩张，被分类为动脉瘤型。

诊断和通过点墨进行术前标记、止血等处置成为可能，还可以通过经口、经肛门途径插入进行全小肠观察。

在获得肠道原发恶性淋巴瘤的诊断之后，进行全身 CT 检查、PET-CT、骨髓穿刺等全身详细检查，根据病期分类确定临床分期（病期分类在全身性恶性淋巴瘤按照 Ann Arbor 分类，在消化道原发恶性淋巴瘤按照 Lugano 国际会议分类。

4. 肠道恶性淋巴瘤的内镜表现

不管是消化道原发还是全身性肠道恶性淋巴瘤，肉眼形态都是多种多样的（**图3**）。一般认为，全身性恶性淋巴瘤的消化道浸润病变的肉眼形态与消化道原发恶性淋巴瘤在本质上没有差异。

消化道恶性淋巴瘤的分类方法尚未被统一。在本研究中心，采用基于八尾等的隆起型、溃疡型、多发性淋巴瘤性息肉病（Multiple Lymphomatous Polyposis，MLP）型、弥漫型、混合型等 5 种类型的分类来表现肉眼分型。溃疡型进一步细分为狭窄、非狭窄、动脉瘤等 3 型。其中非狭窄型指的是病变部没有明显的狭窄和扩张的类型，动脉瘤型指的是病变部比非病变部明显扩张的类型。在这些肉眼分型中，溃疡型最多；作为组织分型，DLBCL 占大半。在隆起型中，DLBCL 和 MALT 淋巴瘤的发生率较高。MLP 型指呈多发的白色隆起的类型，FL 和套细胞淋巴瘤较多。弥漫型多见于 T 细胞淋巴瘤，是不形成明显的肿瘤和溃疡、见有弥漫性皱襞肿大的类型。

近年来，通过体检等对无症状的患者施行上消化道内镜检查（Esophagogastroduodenoscopy，EGD）时，作为十二指肠降段（特别是乳头附近）的白色颗粒状隆起被偶然发现的消化道原发 FL 病例在增加。消化道原发 FL 由于在空回肠病变多发，因此应该通过 CE 和 DBE 进行全小肠观察。据报道，对肠道 FL 的病变检出率 CE、DBE 二者均相同。

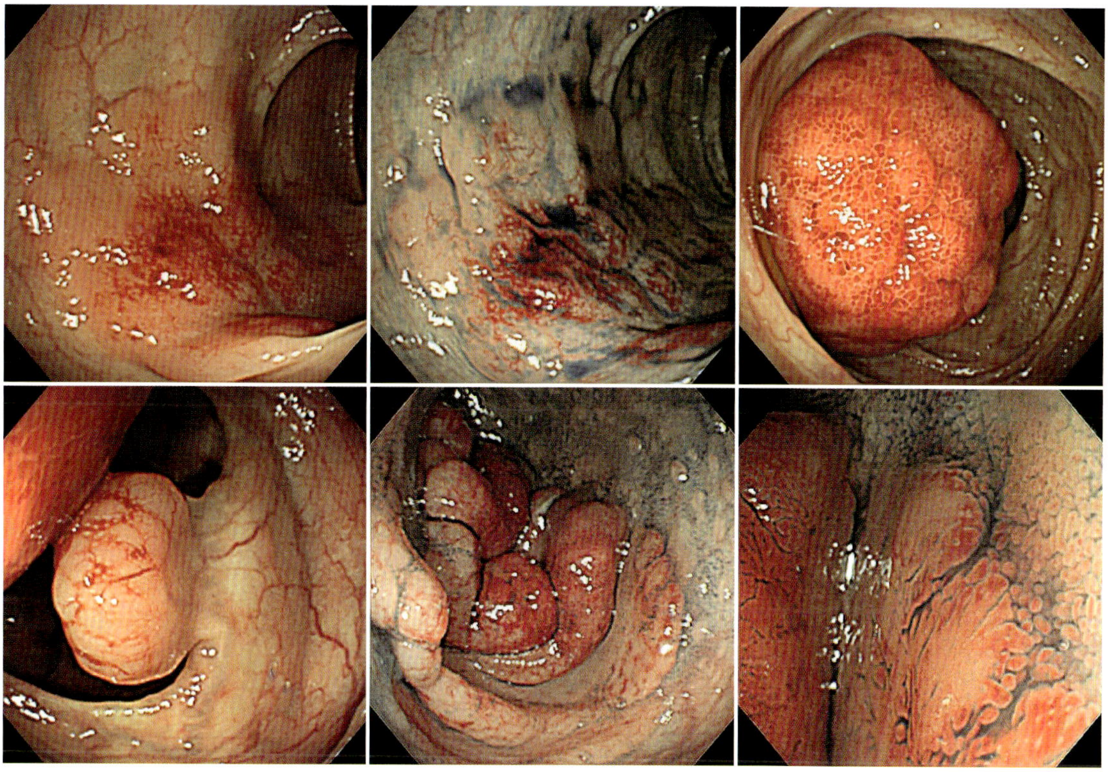

a	b	c
d	e	f

图3 肠道恶性淋巴瘤的内镜像（DLBCL，同一病例）。
a 常规内镜像。在乙状结肠发现 1 处伴有不规则血管的平坦的隆起性病变。
b 靛胭脂染色像。
c 在升结肠发现 1 处巨大的隆起性病变。
d 在 c 的对侧发现 1 处伴有不规则血管的小型有蒂病变。
e 在回肠末端发现 1 处边缘伴有耳廓状不规则隆起的病变。
f 近距 / 放大像。表面的小肠绒毛减少。

在狭窄型，虽然与小肠癌之间的鉴别成为问题，但在恶性淋巴瘤病变，通过送气所引起的伸展性良好。另外，在隆起型，需做出消化道间质瘤（Gastrointestinal Stromal Tumor，GIST）和神经内分泌肿瘤（Neuroendocrine Tumor，NET）的鉴别；在 MLP 型，需做良性淋巴滤泡增生和其他的消化道息肉的鉴别；在弥漫型，需做淀粉样变性和炎性肠病等的弥漫性疾病的鉴别。不管是哪种肉眼分型，在疾病的鉴别方面，除了活检组织诊断外，通过 X 线造影检查和内镜检查等发现特征性的疾病非常重要。

5. 肠道恶性淋巴瘤的 NBI 放大观察的有用性

恶性淋巴瘤是全身性疾病，存在有 FL 和 MALT 淋巴瘤等低恶性度（Low-Grade）淋巴瘤向 DLBCL 等侵袭性淋巴瘤的表型转换而快速进展的病例。另外，通过化疗等获得缓解后引起复发的情况也不少。为此，尽可能在小病变时诊断，早期进行治疗，对早期诊断治疗后的复发是非常重要的。

在进行筛查性大肠内镜检查时，很难鉴别恶性淋巴瘤的小病变和良性淋巴滤泡增生。近年来，虽然散见有通过窄带成像技术（Narrow Band Imaging，NBI）发现见有异常血管的恶性淋巴瘤消化道病变的报道，但没有进行对多数病例分析的研究。笔者等就多数病例的恶性淋巴瘤肠道病变，进行了为阐明 NBI 放大观察的有效

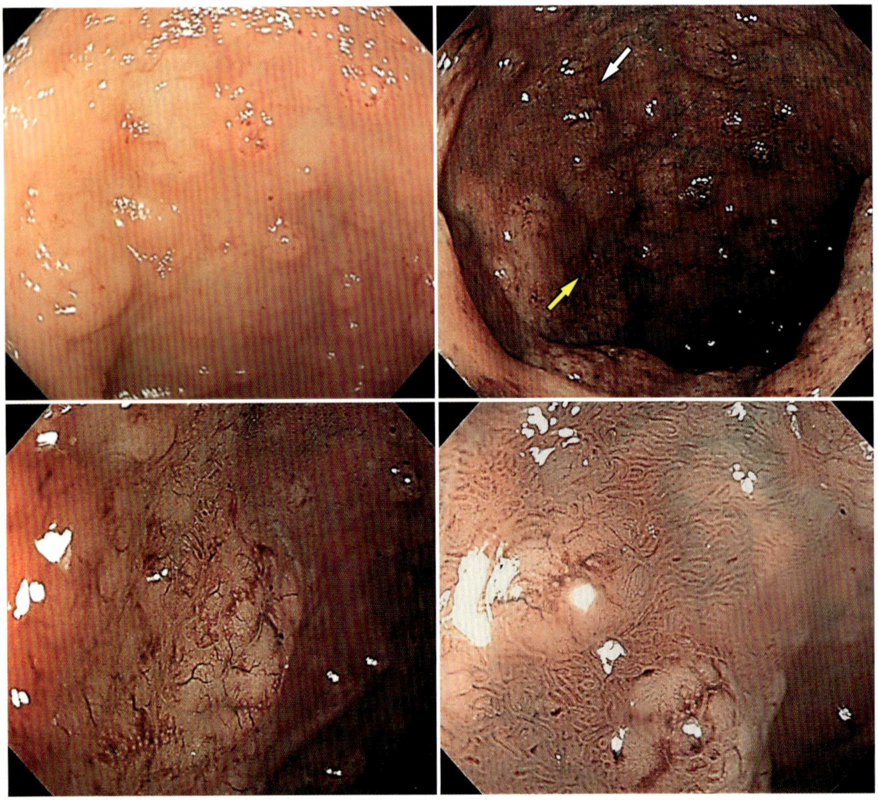

a b
c d

图4 肠道恶性淋巴瘤的内镜像（套细胞淋巴瘤）。
a 常规内镜像。伴发红的不规则的隆起多发。
b NBI 像。
c **b** 的黄色箭头所指处的放大像。与周围相比呈白色的隆起，伴有不同口径的扩张血管。
d **b** 的白色箭头所指处的放大像。与 **c** 相同，在白色隆起上伴有不规则血管。

性的临床研究。对象是 2008—2017 年在笔者所在科室被诊断为恶性淋巴瘤的 108 例（439 病变），其中男性 56 例，女性 52 例；消化道原发 13 例，全身性 95 例。组织分型为 DLBCL 44 例，FL 41 例，MALT 淋巴瘤 9 例，套细胞淋巴瘤 7 例，T 细胞淋巴瘤 2 例，霍奇金淋巴瘤 5 例。对这些恶性淋巴瘤病例进行大肠内镜检查，在白光观察下发现异常时，进一步进行了 NBI 放大观察和病理组织学检查。对在 NBI 放大观察中见有毛细血管网减少、不规则血管出现（**图4**）的病变作为恶性淋巴瘤时的诊断能力进行了前瞻性（Prospective）分析。在进行了 NBI 放大观察和病理组织学检查的 439 个病变中，恶性淋巴瘤为 65 个病变，良性淋巴滤泡增生为 374 个病变。毛细血管网减少和不规则血管的出现率在恶性淋巴瘤分别为 83.1% 和 66.2%，与良性淋巴滤泡增生相比显著性增高（25.1%、4.3%）。在利用这些表现鉴别恶性淋巴瘤和良性淋巴滤泡增生时，正诊率为 91.3%，灵敏度 66.2%，特异度 95.7%，阳性预测率 72.9%，阴性预测率 94.2%，与白光观察（分别为 83.3%、26.2%，93.3%，40.5%，87.9%）相比显著性增高（**图5，表2**）。

另外，对恶性淋巴瘤的 NBI 放大像和病理组织学表现进行了比较研究。用 CD31 抗体对肠道黏膜内的血管内皮进行染色（**图6**），通过图像分析软件测定血管面积的结果，恶性淋巴瘤，与良性淋巴滤泡增生相比，血管面积显著减少（**图7**）。这被认为是由于淋巴瘤细胞浸润于消化

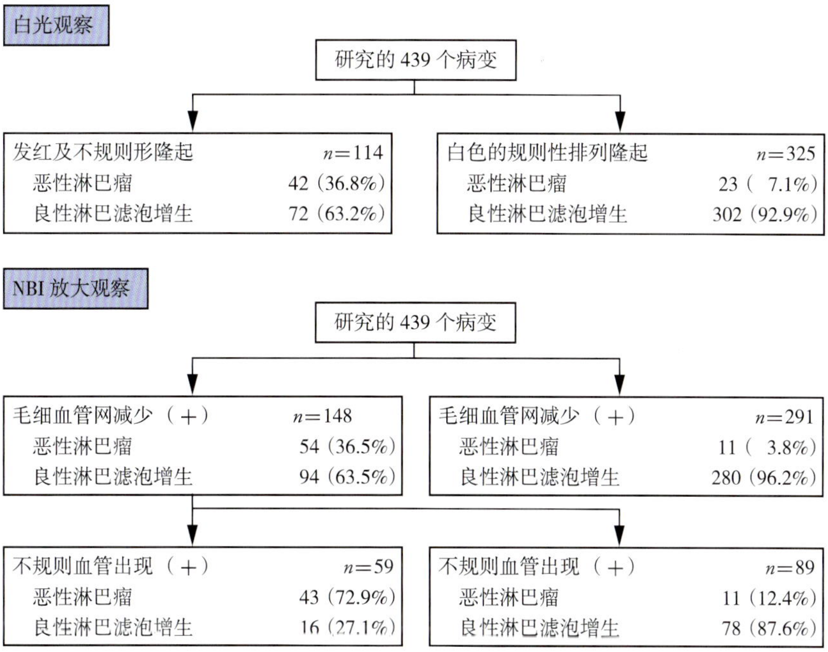

图5 肠道恶性淋巴瘤及良性淋巴滤泡增生的各种表现的出现频率。

表2 肠道恶性淋巴瘤的白光观察和 NBI 放大观察的诊断精度的比较（Fisher 检验）

	NBI			白光观察	*P*值
	毛细血管网减少	不规则血管出现	毛细血管网减少且不规则血管出现		
准确率	75.6%	90.6%	91.3%	83.3%	<0.01
灵敏度	82.8%	65.6%	66.2%	26.2%	<0.01
特异性	74.1%	95.6%	95.7%	93.3%	n.s.
阳性预测率	39.0%	75.0%	72.9%	40.5%	<0.05
阴性预测率	95.6%	93.3%	94.2%	87.9%	<0.01

n.s.：不显著（not significant）。

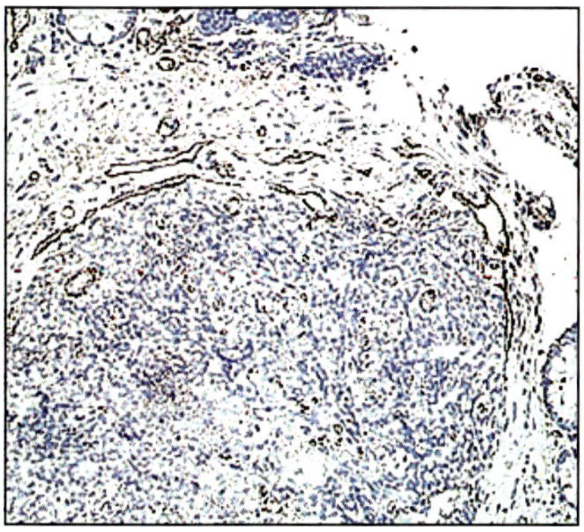

图6 肠道恶性淋巴瘤的免疫染色（CD31 染色）。

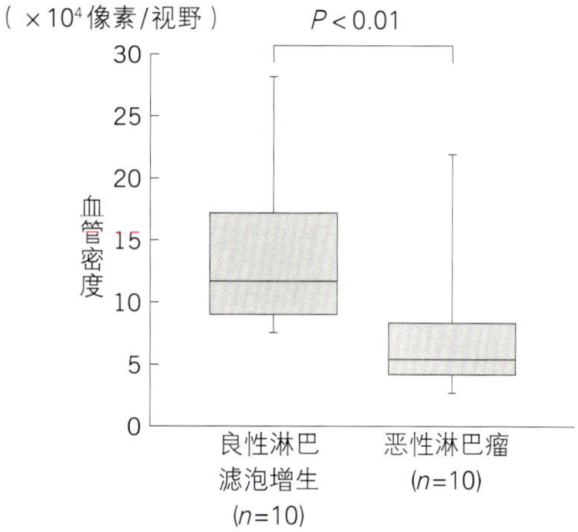

图7 恶性淋巴瘤及良性淋巴滤泡增生的血管密度的比较。

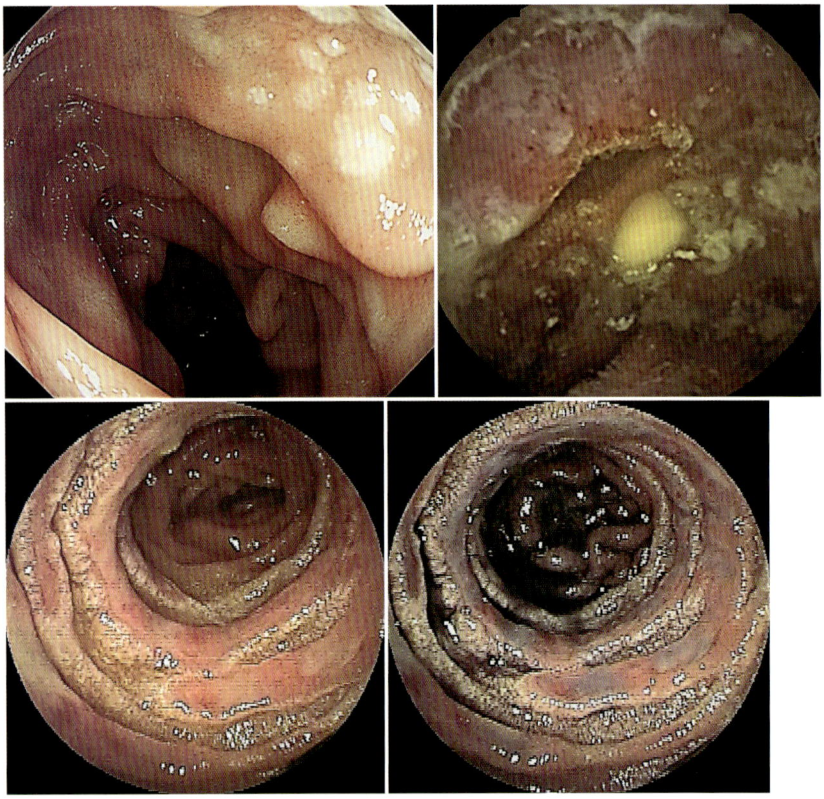

a b
c d

图8 [**病例 1**]消化道原发 FL。
a EGD 像。在十二指肠大乳头附近白色颗粒状多发隆起。
b CE 像。在空回肠过渡部发现有溃疡性病变。
c，d DBE 像［白光观察（**c**），靛胭脂染色（**d**）］。在空回肠过渡部发现有全周性的浅溃疡性病变。

道黏膜 – 黏膜下层，沿该部位走行的血管被挤压向外侧所致。另外，同时还见有了不规则性扩张、蛇行样的血管，进一步证实了 NBI 表现。

由以上可知，通过 NBI 放大观察可见的毛细血管网和不规则血管出现这两种表现对恶性淋巴瘤和良性淋巴滤泡增生的鉴别非常有用，认为在筛查性大肠内镜检查中，若见有怀疑为消化道恶性淋巴瘤的病变的情况下，则应该积极地进行 NBI 放大观察。

病例

［**病例 1**］70 多岁，男性。为乙状结肠癌术后，定期施行了 EGD 和 CT。在本年施行 CT 时，见有腹腔内淋巴结肿大。通过 EGD，在十二指肠壶腹部乳头附近见有白色颗粒状隆起多发（**图 8a**），经活检诊断为 FL（Grade 1）。为了小肠详细检查目的而施行 CE 的结果，在空回肠交界部发现了溃疡性病变（**图 8b**）。通过经口 DBE 在空回肠交界部发现了全周性的伴有表浅且广泛溃疡的病变（**图 8c、d**）（虽然回顾性重新看了 CT 图像，但未能指出小肠病变）。

在病理学检查中，见有淋巴滤泡样结构，通过免疫染色，发现 CD10、BCL2、CD20、CD79a 均呈阳性（**图 9**），被诊断为 FL（Grade 1）。与本院血液内科商量后决定，如果只是十二指肠的病变，考虑到年龄和全身状态，采取“随访观察（Watch and Wait）”的方针，但为了预防今后因小肠病变引起的并发症（消化道出血、肠梗

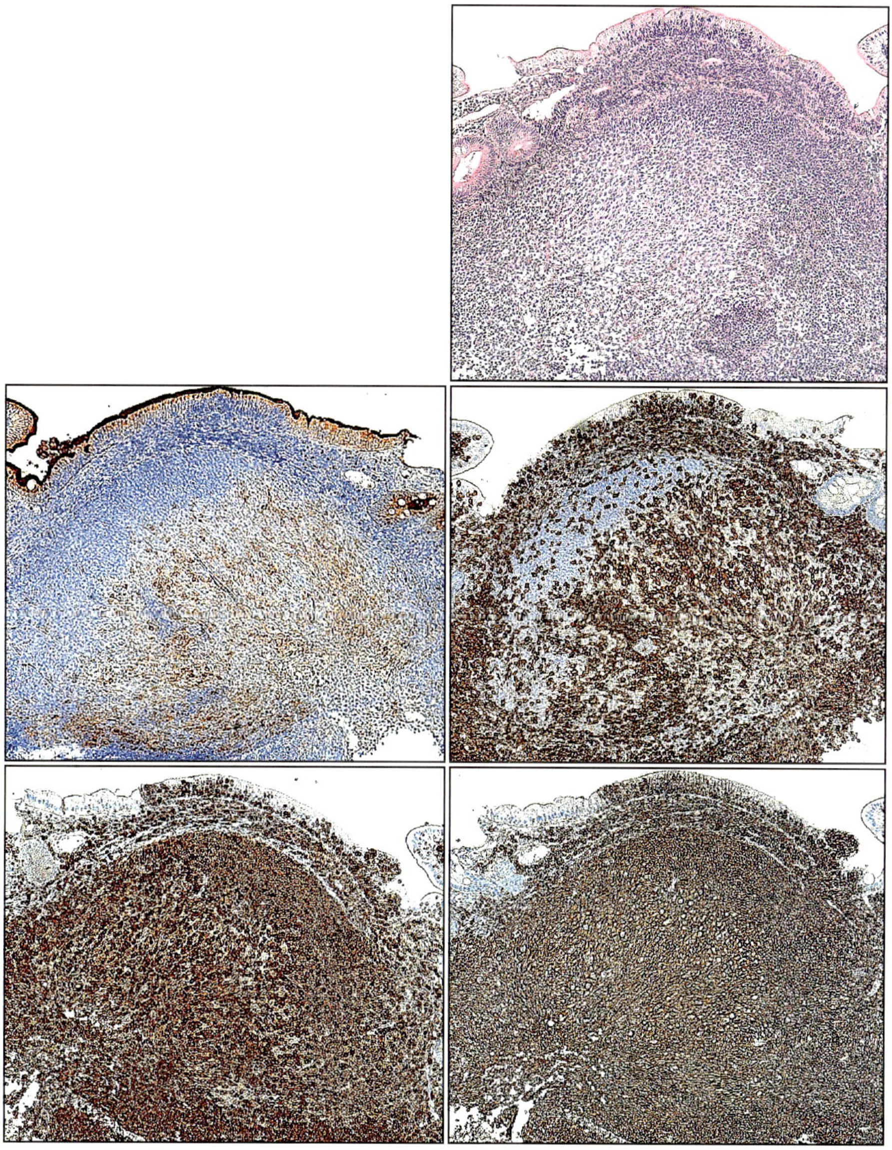

	a
b	c
d	e

图9 **[病例 1]** 活检组织病理像及免疫组织化学染色像。
a HE 染色。在黏膜下层见有呈滤泡结构增生的异型淋巴细胞。
b ~ e CD3（**b**）、CD10（**c**）、CD20（**d**）、BCL2（**e**）染色。CD3 呈阴性，CD10、CD20、BCL2 呈阳性。

阻），决定进行全身化学疗法。

［**病例 2**］70 多岁，女性。有下腹部的不适感，在进行筛查性大肠内镜检查时，在回肠末端见有 1 处 MLP 样隆起（**图 10a**）。通过 NBI 放大观察，伴有毛细血管网减少、不规则血管出现（**图 10b、c**）。施行了活检，通过 HE 染色，在黏膜固有层发现呈滤泡形成且增生的异型淋巴细胞（**图 10d**）；通过免疫染色 BCL2 呈阳性，高度怀疑为 FL，但由于活检组织采集量少，未能达到明确诊断。虽然也建议患者再次进行大肠内镜检查，但患者不希望如此，转为随访观察。1 年后，出现大便异常和下腹部疼痛，到笔者所在科室复诊。通过 CT，在回盲部发现有巨大的肿瘤（**图 10e**）。在大肠内镜检查中，从盲肠到升结肠

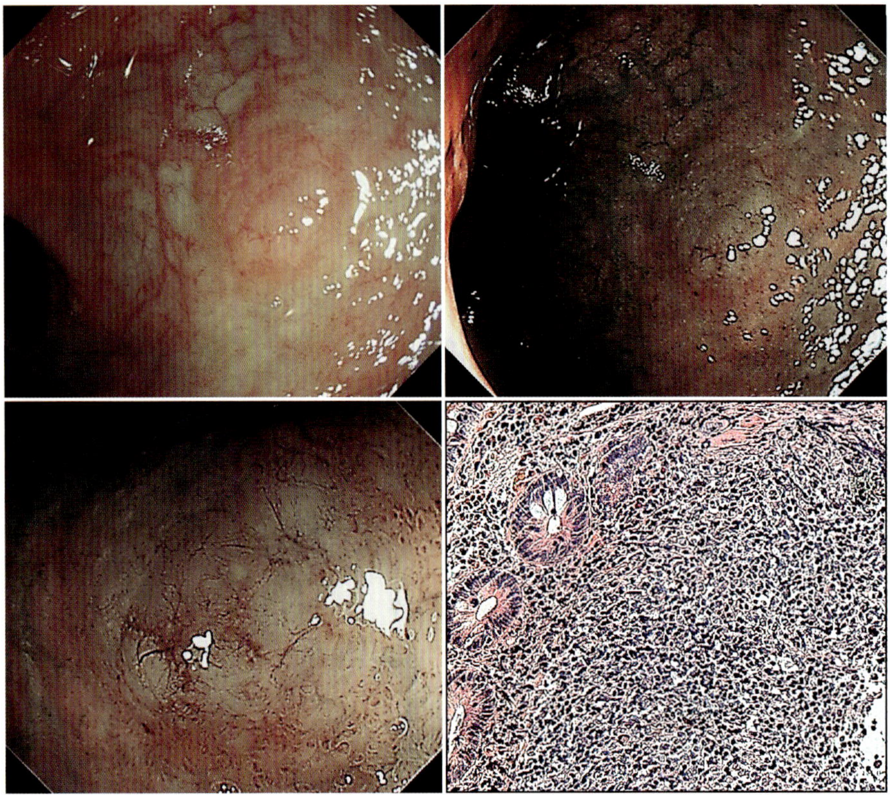

a	b
c	d

图10 **[病例2]** 从FL向DLBCL的急性转化病例。

a~c 筛查性大肠内镜检查时的回肠末端的观察［白光观察（**a**）、NBI观察（**b**）、NBI放大观察（**c**）］。在用白光观察时，见有发红的隆起性病变；在用NBI观察时，与周围比较呈白色，伴有不规则血管。

d 活检组织病理像（HE染色）。在黏膜下层见有很多呈滤泡结构的小型异型淋巴细胞浸润。

的顶部见有伴有溃疡的SMT，处于不能向回肠末端插入内镜探头的状态（**图10f、g**）。

进行了活检，见具有类圆形核的大型淋巴细胞呈弥漫性浸润（**图10h**），CD20、CD79a呈阳性，被诊断为DLBCL。通过PET-CT发现了回盲部肿瘤和向主动脉旁周围淋巴结的FDG的聚集（**图10i**），诊断为Lugano国际会议分类Stage II_2。肠道管腔因肿瘤而几乎闭塞，在先进行了化疗的情况下，判断为消化道穿孔的风险较高的病例，在进行外科手术（回盲部切除）后，追加化学疗法［环磷酰胺+多柔比星+长春新碱+泼尼松龙（Cyclophosphamide，Doxorubicin，Vincristine，Prednisolone，R-CHOP），6个疗程］，目前无复发，随访中。

结语

消化道是结外恶性淋巴瘤的好发部位，也是结性（全身性）恶性淋巴瘤容易浸润的脏器。即便是在消化道中，小肠也是最难诊断的部位。但是近年来伴随着DBE和CE的普及，小肠恶性淋巴瘤的诊断病例在增加。在恶性淋巴瘤的病期诊断方面，作为“金标准”（Gold Standard）进行CT和PET-CT，但难以检查出小肠恶性淋巴瘤的病例有很多。考虑到病情和全身状态，如果可能的话，笔者认为可以通过进行使用CE和DBE的小肠检查，做出正确的病期诊断和决定

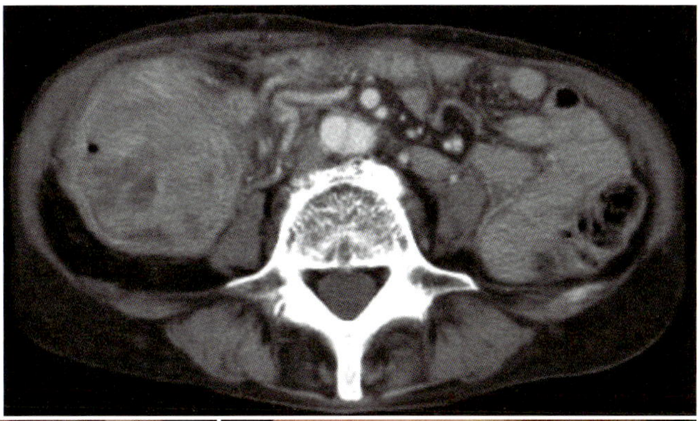

图10 续［病例 2］

e 1 年后来院检查时的腹部 CT 像。在回盲部见有巨大肿瘤。

f，g 大肠内镜像。在回盲部见有巨大的黏膜下肿瘤（Submucosal Tumor，SMT）样隆起形态的肿瘤，在顶部伴有溃疡。以未能完成向回肠末端插入内镜探头而结束检查。

h 活检组织病理像（HE 染色）。见有类圆形的大型细胞弥漫性浸润。

i PET-CT 像。见有回盲部肿瘤（黄色箭头所指）和在主动脉旁周围淋巴结（白色箭头所指）FDG 聚集。

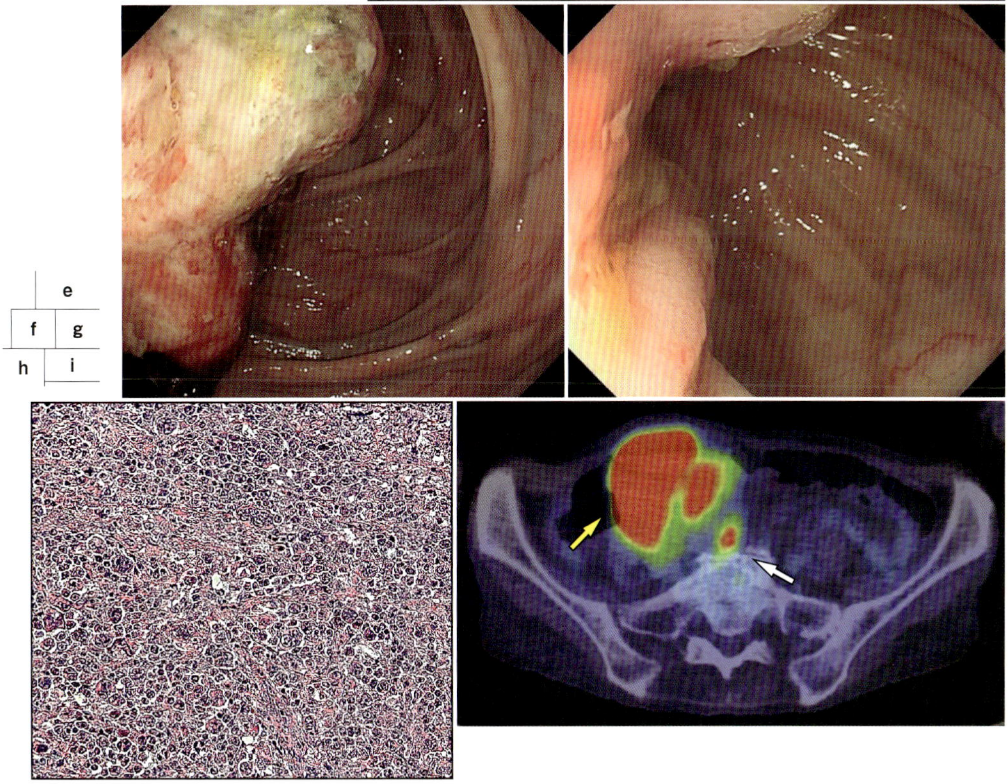

适当的治疗方法。

另外，在肠道恶性淋巴瘤和良性淋巴滤泡增生的鉴别上，积极地联用 NBI 放大观察找到血管网减少和不规则血管出现等特征性的表现是与淋巴瘤的小病变的诊断相关联的。

参考文献

[1] Nakamura S, Matsumoto T. Gastrointestinal lymphoma：recent advances in diagnosis and treatment. Digestion 87：182-188, 2013.

[2] Freeman C, Berg JW, Cutler SJ. Occurrence and prognosis of extranodal lymphomas. Cancer 29：252-260, 1972.

[3] d'Amore F, Brincker H, Grønbaek K, et al. Non-Hodgkin's lymphoma of the gastrointestinal tract：a population-based analysis of incidence, geographic distribution, clinicopathologic presentation features, and prognosis. Danish lymphoma Study Group. J Clin Oncol 12：1673-1684, 1994.

[4] Nakamura S, Matsumoto T, Iida M, et al. Primary gastrointestinal lymphoma in Japan : a clinicopathologic analysis of 455 patients with special reference to its time trends. Cancer 97 : 2462–2473, 2003.
[5] Flieger D, Keller R, May A, et al. Capsule endoscopy in gastrointestinal lymphomas. Endoscopy 37 : 1174–1180, 2005.
[6] Matsumoto T, Nakamura S, Esaki M, et al. Double–balloon endoscopy depicts diminutive small bowel lesions in gastro–intestinal lymphoma. Dig Dis Sci 55 : 158–165, 2010.
[7] Swerdlow SH, Campo E, Harris NL, et al (eds). WHO Classification of Tumours of Haematopoietic and Lymphoid Tissues, 4th ed, IARC Press, Lyon, 2008.
[8] Yoshino T, Miyake K, Ichimura K, et al. Increased incidence of follicular lymphoma of the duodenum. Am J Surg Pathol 24 : 688–693, 2000.
[9] Shia J, Teruya–Feldstein J, Pan D, et al. Primary follicular lymphoma of the gastrointestinal tract : a clinical and patho–logic study of 26 cases. Am J Surg Pathol 26 : 216–224, 2002.
[10] Damaj G, Verkarre V, Delmer A, et al. Primary follicular lymphoma of the gastrointestinal tract : a study of 25 cases and a literature review. Ann Oncol 14 : 623–629, 2003.
[11] Takata K, Okada H, Ohmiya N, et al. Primary gastrointestinal follicular lymphoma involving the duodenal second portion is a distinct entity : a multicenter, retrospective analysis in Japan. Cancer Sci 102 : 1532–1536, 2011.
[12] Isomoto H, Ohnita K, Mizuta Y, et al. Clinical and endoscopic features of adult T–cell leukemia/lymphoma with duodenal involvement. J Clin Gastroenterol 33 : 241–246, 2001.
[13] 中村昌太郎, 松本主之. 消化管悪性リンパ腫の診断と治療. Gastroenterol Endosc 56 : 3599–3606, 2014.
[14] 正木彩子, 稲垣宏. 消化管悪性リンパ腫の分子病態. 胃と腸 49 : 582–590, 2014.
[15] 武永強, 山本信彦, 山中昭良, 他. 悪性リンパ腫の消化管病変に関する検討. Gastroenterol Endosc 30 : 2218–2224, 1988.
[16] Carbone PP, Kaplan HS, Musshoff K, et al. Report of the committee on Hodgkin's disease staging classification. Cancer Res 31 : 1860–1861, 1971.
[17] Rohainer A, d' Amore F, Coiffier B, et al. Report on a workshop convened to discuss the pathological and staging classifica–tions of gastrointestinal tract lymphoma. Ann Oncol 5 : 397–400, 1994.
[18] 青崎真一郎, 濱田富志夫, 馬場泰忠, 他. 血液疾患における上部消化管病変の特徴. 胃と腸 29 : 1377–1388, 1994.
[19] 八尾恒良, 飯田三雄. 消化器の診断. 臨放 30 : 1277–1286, 1985.
[20] 中村昌太郎, 松本主之, 池上幸治, 他. 空・回腸悪性リンパ腫168例の臨床的病理学的特徴—X線・内視鏡所見を中心に. 胃と腸 48 : 1461–1473, 2013.
[21] Nakamura M, Ohmiya N, Hirooka Y, et al. Endoscopic diag–nosis of follicular lymphoma with small–bowel involvement using video capsule endoscopy and double–balloon endos–copy : a case series. Endoscopy 45 : 67–70, 2013.
[22] Fujiya M, Kashima S, Ikuta K, et al. Decreased numbers of vascular networks and irregular vessels on narrow–band imag–ing are useful findings for distinguishing intestinal lymphoma from lymphoid hyperplasia. Gastrointest Endosc 80 : 1064–1071, 2014.

Summary

Lymphoproliferative Disorder of the Small Intestine (Malignant Lymphoma)

Shin Kashima[1], Mikihiro Fujiya,
Yuki Murakami, Takuya Iwama,
Takahiro Sasaki, Takehito Kunogi,
Keitaro Takahashi, Katsuyoshi Ando,
Nobuhiro Ueno, Kentaro Moriichi,
Hiroki Tanabe, Toshikatsu Okumura

Malignant lymphoma is frequently detected in the gastrointestinal tract. The morphological characteristics of such lymphoma vary, and thus a pathological diagnosis by a biopsy or via surgical specimen is necessary for the definitive diagnosis of malignant lymphoma. Malignant lymphoma of the small bowel is quite difficult to diagnose even with CT (computed tomography) or positron emission to-mography-CT. Capsule endoscopy and balloon-assisted endoscopy are essential for the accurate diagnosis of small bowel lymphomas.

In addition, magnifying narrow-band imaging is useful to detect malignant lymphoma-specific findings, such as decreased number of vascular networks or irregular vessels, and can help distinguish intestinal malignant lymphomas from benign lymphoid hyperplasia.

[1] Division of Gastroenterology and Hematology/Oncology, Department of Medicine, Asahikawa Medical University, Asahikawa, Japan.

小肠的肿瘤性/肿瘤样疾病

——小肠黏膜下肿瘤：呈黏膜下肿瘤样隆起形态的肿瘤性/肿瘤样病变

藏原 晃一[1]
吉田 雄一朗
和智 博信
大城 由美[2]
青见 贤明[1]
川崎 启祐[1,3]
石桥 英树[1,4]
松场 瞳[1]
平田 敬
浦冈 尚平
八板 弘树
江崎 干宏[5]
八尾 隆史[6]
小林 广幸[1,7]
松本 主之[3]
岩下 明德[2,8]
渊上 忠彦[1]

摘要●在小肠，作为呈黏膜下肿瘤样隆起形态的肿瘤性/肿瘤样病变，举出有GIST、脂肪瘤、IFP、异位胰腺、NET、Meckel憩室内翻、淋巴管瘤、脓性肉芽肿（Pyogenic Granuloma）、血管性病变（Dieulafoy's Lesion/AVM），基于笔者经历的病例和过去的报道，概述了各病变的形态特征和鉴别诊断。在这些病变的鉴别中，不仅是病变的顶部，包括基底部在内的病变表面性状/颜色的确认和有无腔外性发育趋势的确认都很重要。另外，对于显性出血病例，有必要考虑脓性肉芽肿和血管性病变的可能性。

关键词 小肠 黏膜下肿瘤 内镜诊断 胶囊小肠内镜 气囊小肠内镜

[1]松山赤十字病院胃腸センター 〒790-8524松山市文京町1
[2]同 病理診断科
[3]岩手医科大学医学部内科学講座消化器内科消化管分野
[4]福岡大学医学部消化器内科学
[5]佐賀大学医学部附属病院光学医療診療部
[6]順天堂大学医学部人体病理病態学
[7]福岡山王病院消化器内科
[8]AII病理画像研究所

前言

近年来，由于双气囊小肠内镜（Double Balloon Endoscopy，DBE）和胶囊小肠内镜（Capsule Endoscopy，CE）的普及，小肠病变的发现、诊断能力得到提高，遇到小肠病变的机会也在增加。另一方面，在小肠与上消化道和大肠相比较时，与上皮性肿瘤相比，非上皮性肿瘤的比例较高，尽管发现了病变，但在定性诊断上令人苦思焦虑的情况不少。

此次，笔者等在所经历的病理组织学上确定诊断的小肠病例中，挑选出呈黏膜下肿瘤（Submucosal Tumor，SMT）样隆起形态的肿瘤性/肿瘤样病变，重新审视其X线造影表现、内镜表现和切除标本肉眼表现。在本文中，就呈现SMT样隆起形态的这些病变，根据笔者所经历的病例和过去的报道，概述其形态特征和鉴别诊断。另外，关于原发性小肠癌、转移性小肠癌以及淋巴增殖性疾病（恶性淋巴瘤），考虑到与其他文章重复，排除在外。

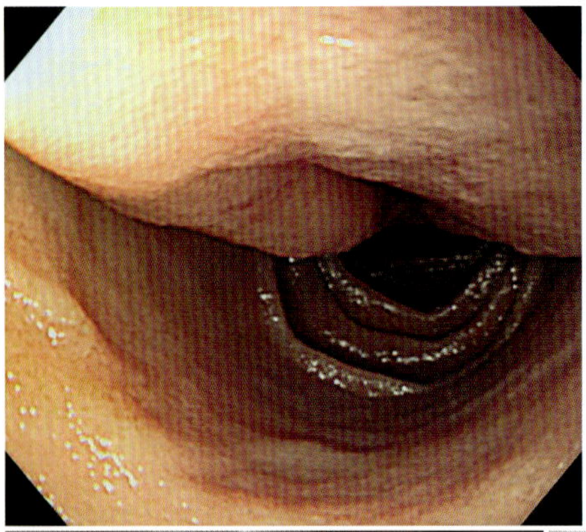

图1 **[病例 1]** 胃肠道间质瘤（GIST）（腔外型）。

a 经口单气囊内镜（SBE）像。在空肠上部发现与周围同颜色的 SMT 样隆起。在其顶部见有凹陷。

b X 线造影像。在左上腹的空肠上部之间见有空白区（blank space）（黄圆圈部）

c X 线造影像。通过双重造影，在上部空肠发现伴有龛影（niche）的 SMT 表现，并在其基部的管腔外见有空白区。

d 切除固定标本的肉眼像。

e **d** 的黄线部剖面像。

f 组织病理像。见有纺锤形细胞的密集增殖。

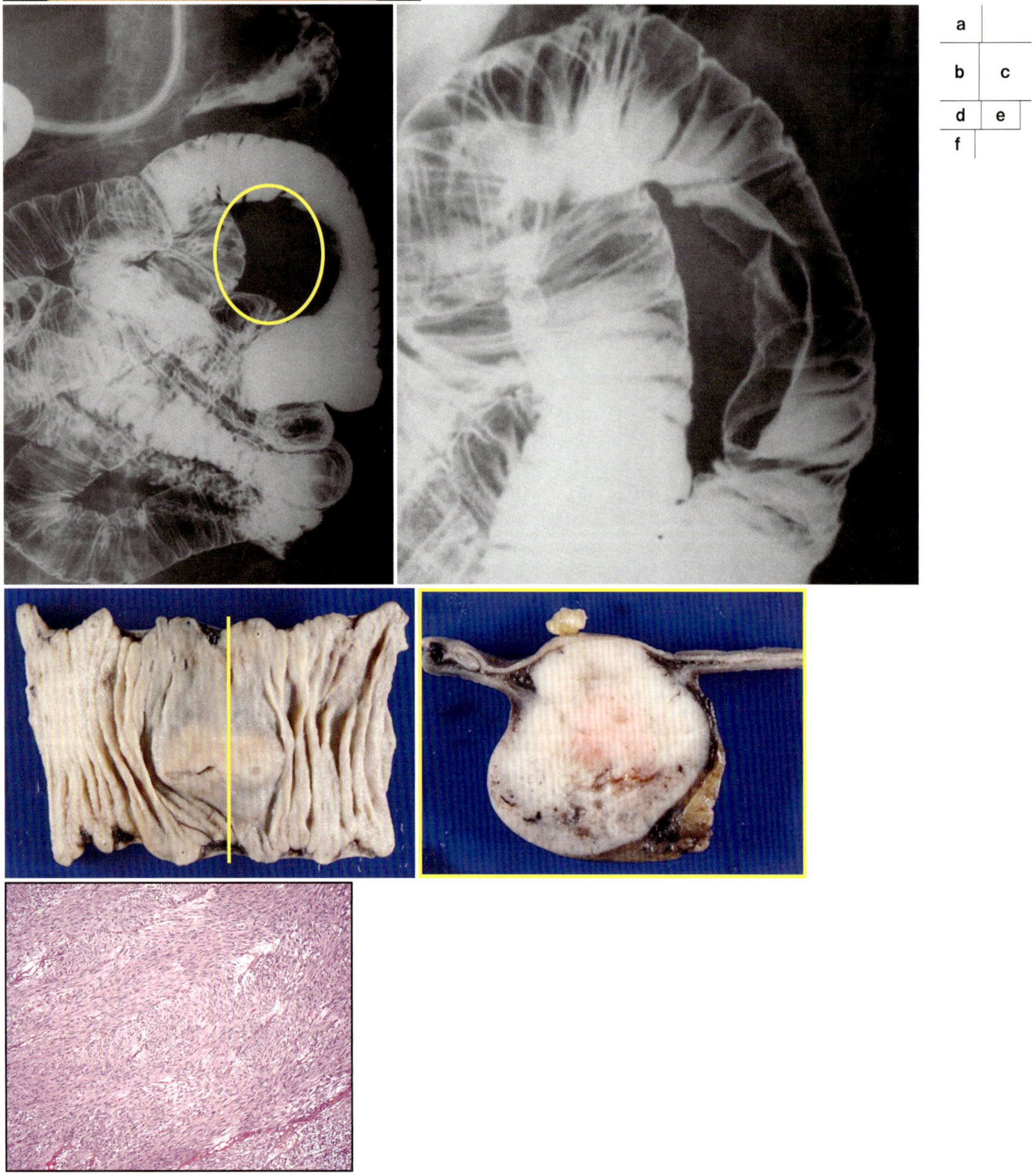

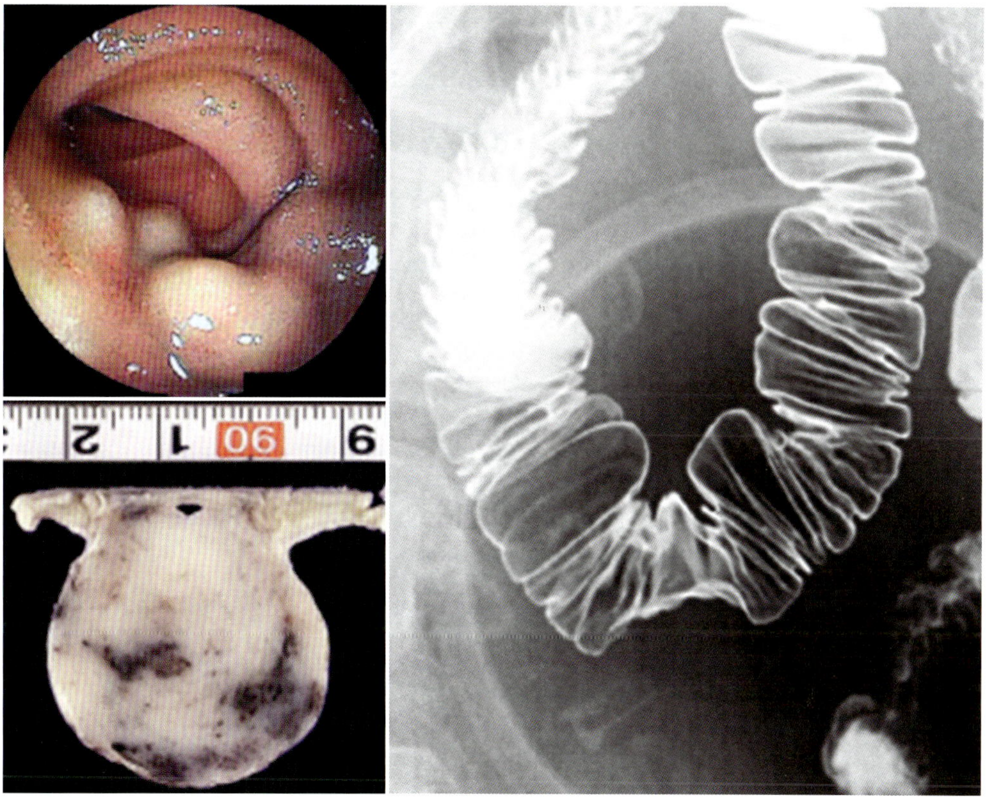

图2 [**病例2**]胃肠道间质瘤（GIST）（管外型）。
a 经口的DBE像。见有多结节状的褪色平滑隆起。
b X线造影像。见有小肠中部的平滑的阴影缺损、小肠系带的V字形牵拉。
c 切除标本剖面的肉眼像。见有呈明显的腔外性发育的肿瘤。
（转载自“松本主之，他．ダブルバルーン小腸内視鏡検査の有用性——小肠二重造影法との比較．胃と腸 40：1503-1507，2005”，一部分有改编）

胃肠道间质瘤（GIST）

小肠胃肠道间质瘤（Gastrointestinal Stromal Tumor，GIST）占小肠的间叶源性肿瘤的大部分。另外，在整个消化道，其发生率仅次于胃GIST（50%～70%），占整个消化道GIST的30%～45%。据报道，当小肠GIST与胃GIST相比时，在基因分析中虽然C-kit突变整体的概率未见太大差异，但C-kit外显子9突变的概率高，C-kit外显子11突变的概率低。一般认为，GIST治疗药伊马替尼对C-kit外显子11突变的GIST最有效，而小肠GIST的预后不好的原因之一是与胃GIST相比C-kit外显子11的突变病例较少。

GIST由于呈存在于固有肌层内的Cajal间质细胞样的分化，与固有肌层相关联发生，因此在管腔内呈SMT样表现。根据其发育形式被分为4型：①腔内型（Intra-Luminal）；②腔外型（Extra-Luminal）；③壁内型（Intra-Mural）；④混合型（管内管外型，Dumbbell），但在胃部管内型多见，在小肠腔外型［**病例1**、**图1**］［**病例2**，**图2**］或混合型［**病例3**，**图3**］多见。据报道，小肠GIST与胃GIST相比较，诊断时的肿瘤径明显大，但推测腔外性发育为主的小肠GIST一直到长大之前难以发现症状，这有可能影响诊断时肿瘤径的大小。

在CE和DBE中，GIST呈现被褪色、同颜色或轻度发红的正常黏膜所覆盖的SMT样表现（**图1a**、**图2a**、**图3a**）。有时见有合并糜烂、溃疡。在［**病例2**］这样的腔外性发育为主、管腔内隆起不明显的病例，尤其是黏膜面缺乏变化的

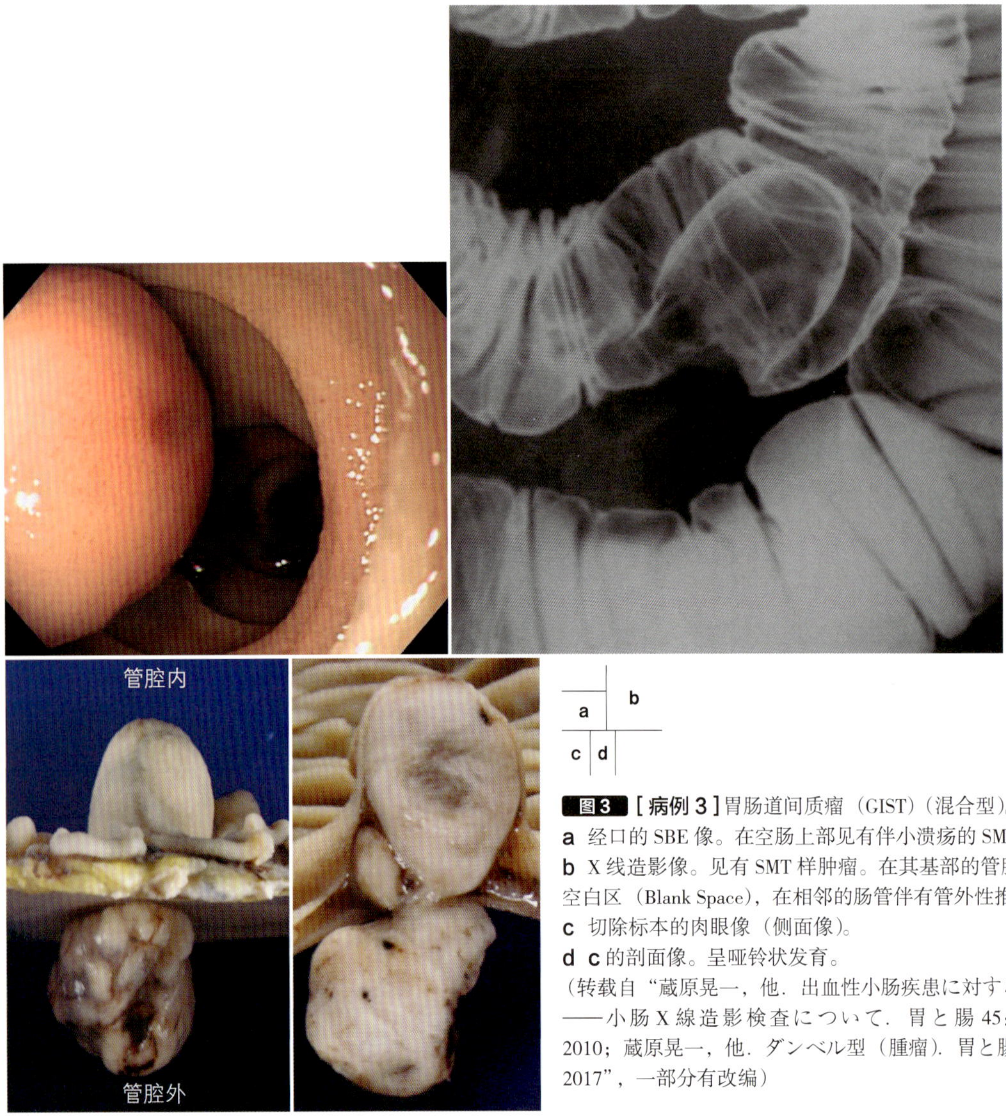

| a | b |
| c d | |

图3 [**病例 3**] 胃肠道间质瘤（GIST）（混合型）。

a 经口的 SBE 像。在空肠上部见有伴小溃疡的 SMT 样隆起。

b X 线造影像。见有 SMT 样肿瘤。在其基部的管腔外侧见有空白区（Blank Space），在相邻的肠管伴有管外性推挤表现。

c 切除标本的肉眼像（侧面像）。

d **c** 的剖面像。呈哑铃状发育。

（转载自“藏原晃一，他．出血性小肠疾患に対する診断手技——小腸 X 線造影検査について．胃と腸 45：343-354，2010；藏原晃一，他．ダンベル型（腫瘤）．胃と腸 52：663，2017”，一部分有改编）

情况下，有必要留意在 CE 中有可能被忽略过去。

另一方面，小肠 GIST 在小肠 X 线造影检查中呈现出极具特征性的表现。即作为腔外发育型病变的 X 线造影表现，见有“空白区（Blank Space）”（**图 1b、c**，**图 3b**），并举出在相邻的肠管伴有推挤表现（压排像）（**图 3b**），表现为“冰山征（Iceberg Appearance）”。另外，由于肿瘤的重量所引起的牵拉，大多在病变部的小肠可见有 V 字形牵拉表现（**图 2b**）。管外性发育为主的小肠 GIST，在 CT 中有时与发生于腹膜、肠系膜上的肿瘤之间的鉴别成为一道难题。另外，由于小肠 GIST 常常与盆腔脏器粘连，与原发于膀胱、子宫、卵巢等脏器的肿瘤之间的鉴别也是一道难题。在 X 线造影检查中，小肠 GIST 在管腔内呈 SMT 样透亮表现，在其基底部的管腔外侧见有“Blank Space”，确认这些表现在鉴别诊断上有可能是有用的。

脂肪瘤

据报道，小肠脂肪瘤占小肠良性肿瘤的

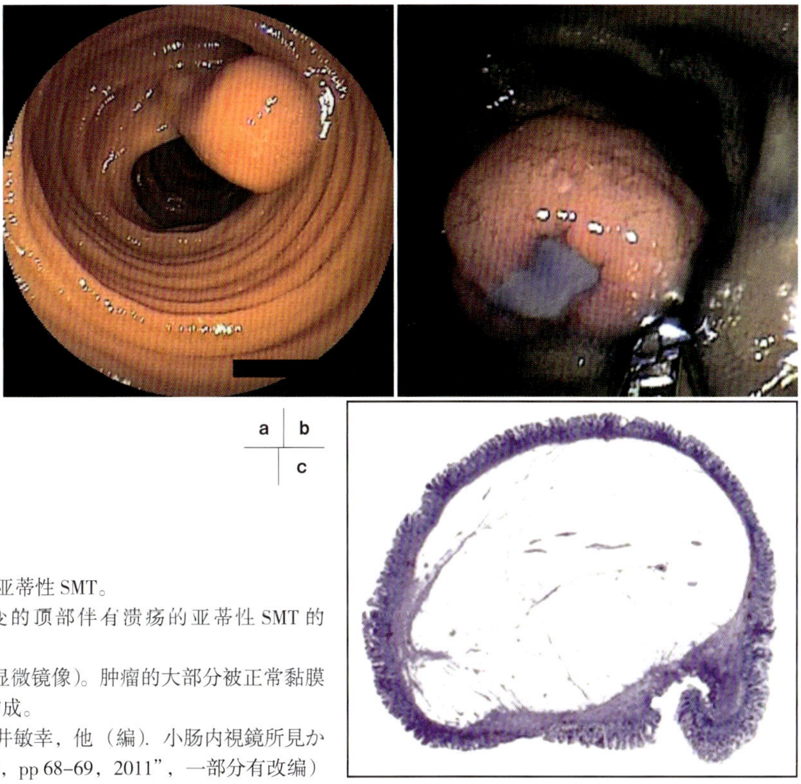

图4 ［**病例 4**］脂肪瘤。
a 经口的 DBE 像。见有淡黄色的亚蒂性 SMT。
b **a** 的色素染色像。见有在病变的顶部伴有溃疡的亚蒂性 SMT 的表现。
c 切除病变的组织病理像（实体显微镜像）。肿瘤的大部分被正常黏膜所覆盖，内部由成熟的脂肪组织构成。
（转载自“石橋英樹．脂肪腫．松井敏幸，他（編）．小肠内視鏡所見から診断へのアプローチ．医学書院，pp 68–69，2011”，一部分有改编）

17.3%，占包括淋巴瘤在内的非上皮性肿瘤的 9.5%；好发年龄为 50～60 多岁，好发部位为回肠，单发的情况较多；与其他的消化道脂肪瘤一样，呈同颜色到淡黄色的、柔软的亚蒂性－有蒂性 SMT 样表现［**图4，病例 4**］。有时合并溃疡，有些情况下出血成为诊断的契机。小肠脂肪瘤的特征是其容易成为肠套叠的原因，有报道称当长径超过 25 mm 时高概率并发肠梗阻。虽然一般认为病变小的无症状病例以进行随访观察为宜，但是在出血合并病例、肠梗阻合并病例和大的病变可以考虑内镜或外科切除。

炎性纤维性息肉（IFP）

炎性纤维性息肉（Inflammatory Fibroid Polyp，IFP）是由纤维性结缔组织增生、炎性细胞浸润、小血管增生构成的良性肿瘤性病变。虽然以往 IFP 一直被认为是反应性病变，但近年来由于发现了血小板源性生长因子受体（Platelet–Derived Growth Factor Receptor，PDGFR）突变，被指出有可能是肿瘤性病变。小肠 IFP 的 PDGFR 突变部位为外显子 12 显性，与胃（外显子 18 显性）不同。

IFP 的发生部位按多少排序依次为胃、小肠、大肠，其中小肠 IFP 约 70% 发生于距回盲瓣 150 cm 以内的回肠。小肠 IFP 在形态上，呈在头部伴有糜烂、溃疡的有蒂或亚蒂性 SMT 表现［**病例 5，图 5**］。头部的黏膜缺损明显，被表述为阴茎龟头样。包括起始部在内，IFP 病变整体有紧张感、较硬、呈气垫征（Cushion Sign）阴性。由于 IFP 除高概率合并肠套叠外，大多数情况下难以与其他 SMT 相鉴别，所以多被施行切除手术。

异位胰腺

异位胰腺被定义为胰腺组织外存在，在解剖学上也缺乏来自支配血管的连续性的胰腺组织。多数异位胰腺病例随访为无症状，但回肠的异位胰腺有时会引起肠套叠和出血。异位胰腺在形态上呈表面平滑且略硬的半球状 SMT 样表现，

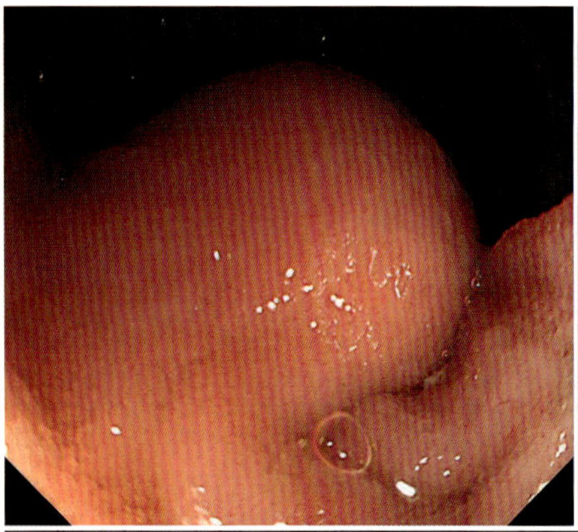

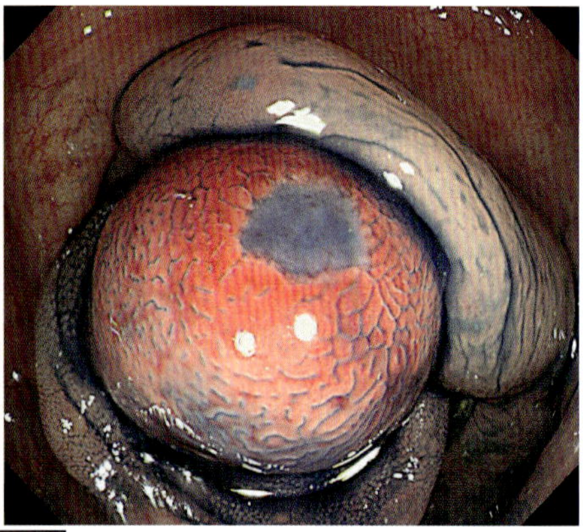

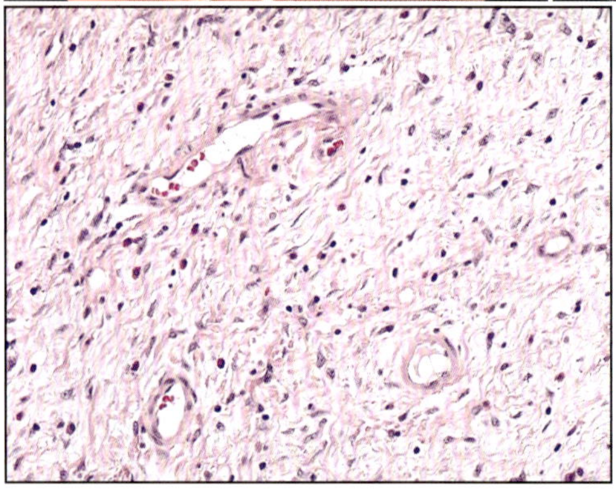

a b
c

图5 [病例5]炎性纤维性息肉（IFP）。
a 经口的 SBE 像。见有被正常黏膜所覆盖的有紧胀感的亚蒂性 SMT。
b a 的色素染色像。在病变头部伴有溃疡。
c 组织病理像。见有小血管增生，在其间有胶原纤维和嗜酸性粒细胞、无异型的纺锤形细胞增殖。
（转载自“石橋英樹．炎症性線維性ポリープ．松井敏幸，他（編）．小肠内視鏡所見から診断へのアプローチ．医学書院，pp 72–73，2011”，一部分有改变）

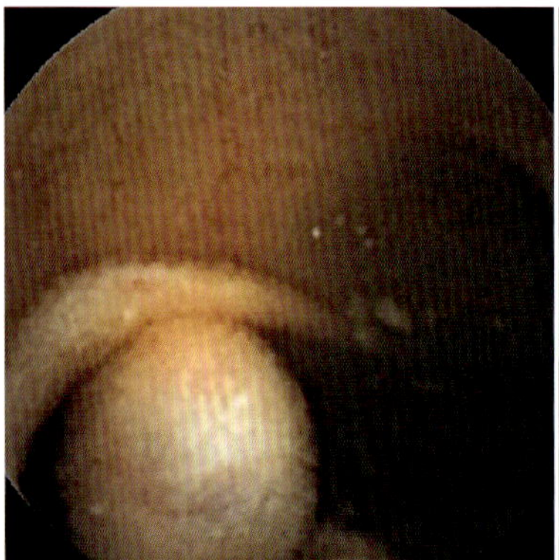

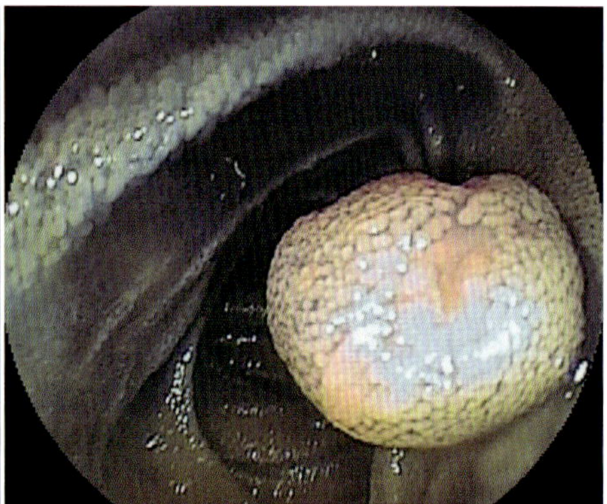

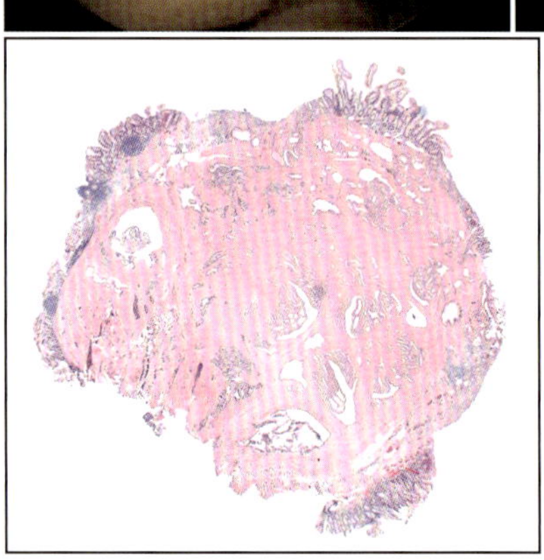

a b
c

图6 [病例6]异位胰腺。
a CE 像。在小肠中部见有亚蒂性 SMT 表现。
b 经肛门的 DBE 像。见有在顶部伴有浅凹陷的亚蒂性 SMT 表现。
c 切除标本的组织病理像。肿瘤的大部分被正常黏膜覆盖，在其内部在增生的平滑肌纤维中见有胰腺的腺管样结构。
（转载自“江頭一成．異所膵．松井敏幸，他（編）．小肠内視鏡所見から診断へのアプローチ．医学書院，pp 72–73，2011”，一部分有改变）

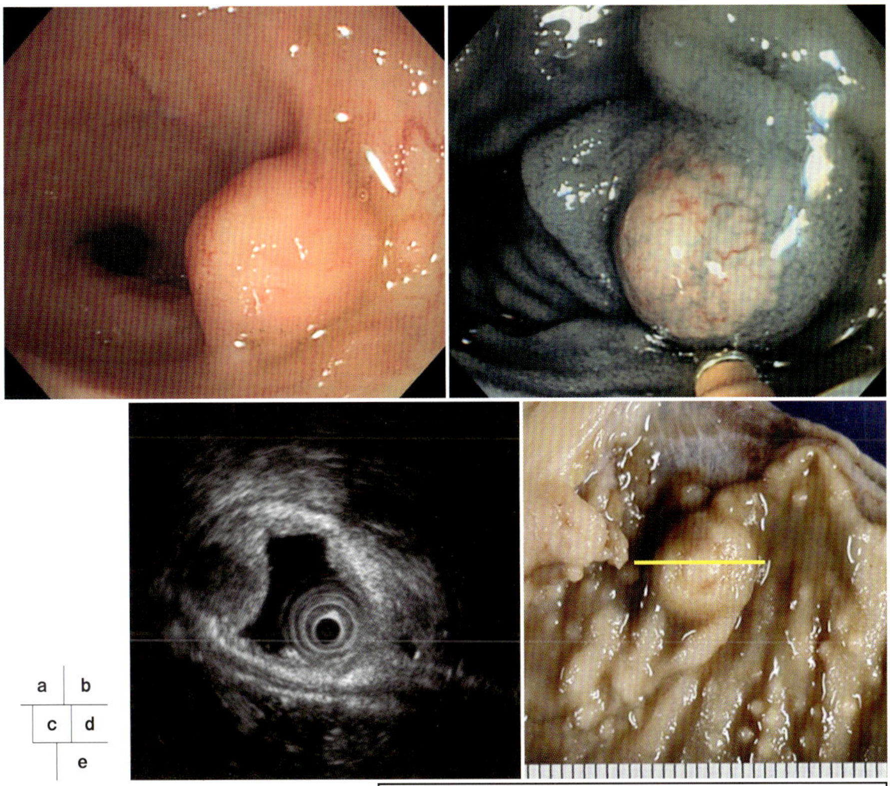

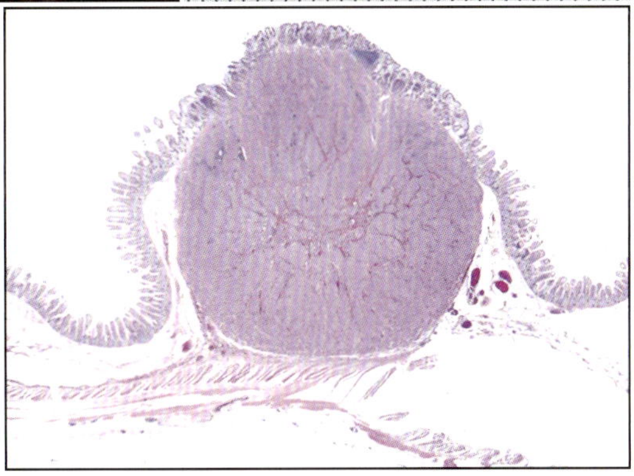

图7 **[病例 7]** 神经内分泌瘤（NET G1）。
a 内镜像。在回肠末端见有半球状的 SMT。
b a 的色素染色像。在病变顶部见有平缓的凹陷，在其周围见有血管扩张表现。
c 超声内镜像。在第 2 层至第 3 层内见有边界清晰的低回声肿瘤。
d 切除标本的肉眼像（通过回盲部切除术）。
e 切除标本的组织病理像（实体显微镜像。**d** 的黄线部）。以黏膜下层为中心，小型的肿瘤细胞呈蜂窝状增殖。

有时在顶部伴有浅凹陷［**病例 6，图 6**］。

NET（NET G1，类癌）

根据 2010 年的 WHO 分类，基于采用反映肿瘤细胞增殖动态的指标的 Grade 分类，制定了神经内分泌瘤（Neuroendocrine Tumor，NET）的病理组织学分类，以往的类癌相当于 NET G1 以及 G2 的一部分。由于该肿瘤从黏膜深层发生，膨胀性发育至黏膜下层，因此是上皮性肿瘤，但呈 SMT 样表现［**病例 7，图 7**］。其颜色为淡黄色，随着肿瘤径增大，呈伴有凹陷和糜烂、溃疡形成样表现。这些特征虽然在小肠 NET 也是相同的，但小肠 NET 当浸润至深于固有肌层时，有时会放射状地牵拉肠系膜，该表现有时会反映在 X 线造影像和 CT/ 血管造影像中。

小肠 NET 在日本的发生率很低，被认为占小肠恶性肿瘤的 1.7%。发生在空肠少，在回肠尤其是回肠末端多。希望读者注意的是，小肠 NET 的 5- 羟色胺活性阳性率较高，与其他部位相比，类癌综合征的伴随率较高。

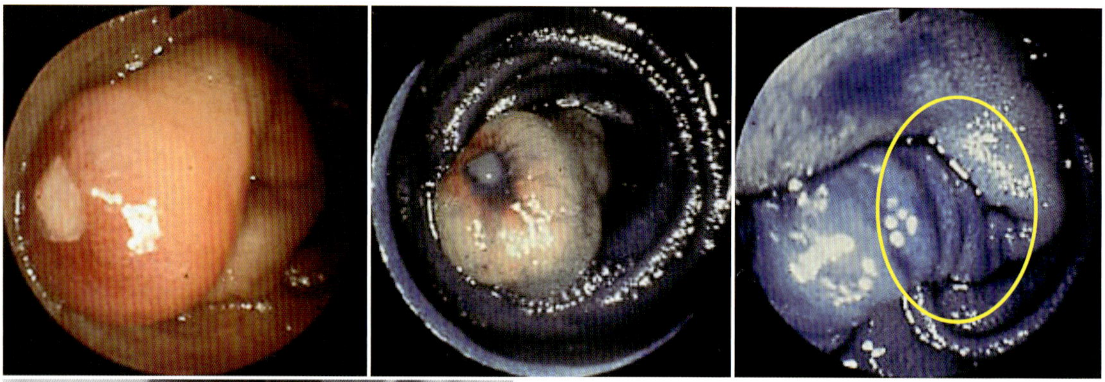

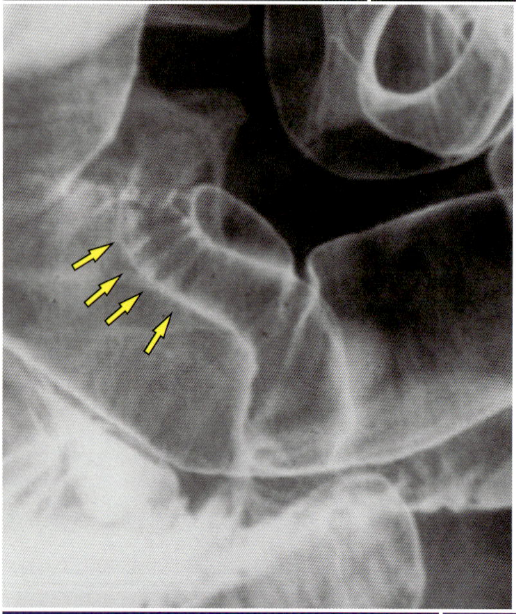

a | b | c
d
e | f

图8 [**病例 8**]Meckel 憩室内翻。
a 内镜像。在回肠见有长的有蒂 SMT 样隆起。
b **a** 的色素染色像。在病变的顶部见有溃疡。
c 同内镜像。在病变的基部见有 Kerckring 皱襞样的环状皱褶(黄圆圈部)。
d X 线造影像。扫查出长的有蒂息肉样病变。在病变的起始部见有 Kerckring 皱襞样的环状皱褶（黄色箭头所指）。
e 切除标本的肉眼像。
f **e** 的剖面像。在病变起始部发现折叠起来的 Kerckring 皱襞样的环状皱褶。见有浆膜的卷入。
（转载自“飯塚佳彦，他．Meckel 憩室内翻症の 1 例．胃と腸 34：1078-1081，1999”）

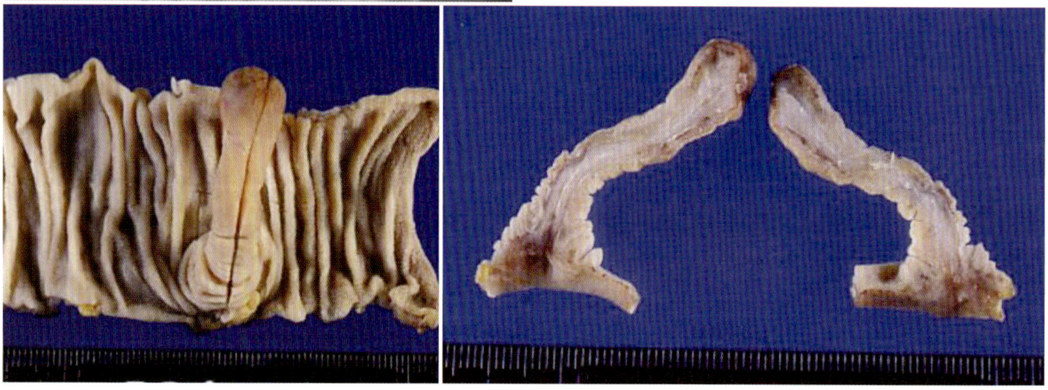

Meckel憩室内翻

在总人口的 2% ~3% 中存在有 Meckel 憩室，在消化道畸形中发生率最高。在成人，位于回盲瓣的口腔侧 60 ~ 100 cm 的回肠的肠系膜附着对侧。Meckel 憩室内翻是 Meckel 憩室内翻到正常肠腔的病态，作为诊断肠套叠或出血的契机。其在形态上呈 SMT 样隆起，大多在顶部伴有溃疡［**病例 8**，**图 8**］。

虽然其与脂肪瘤等的鉴别成为一道难题，但

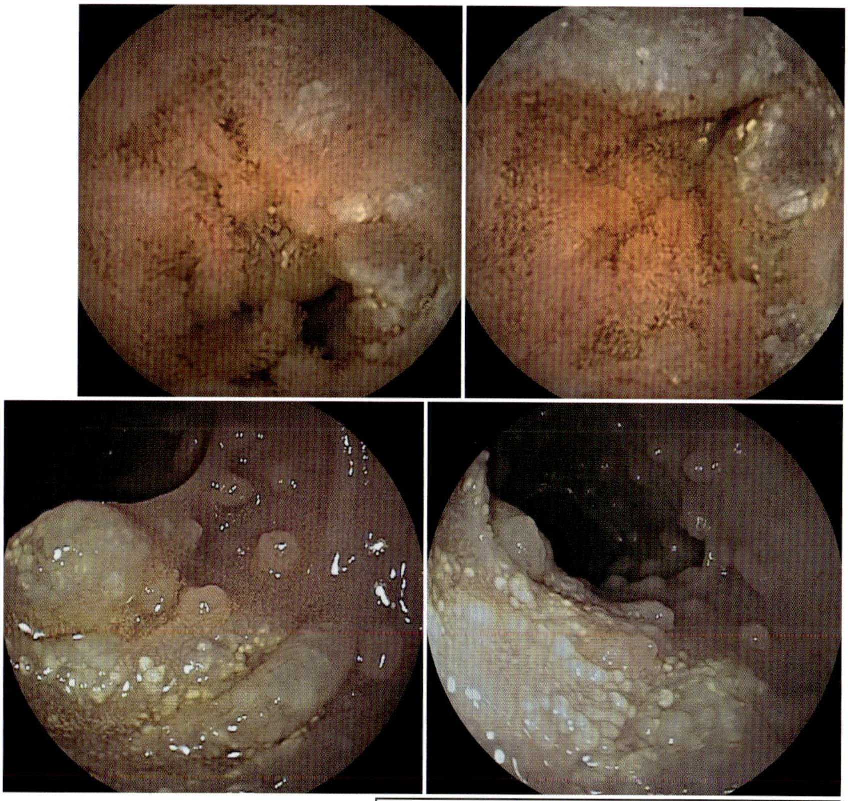

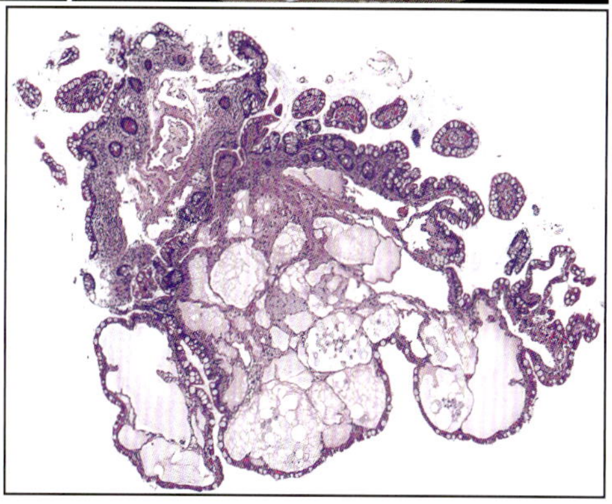

图9 ［**病例 9**］淋巴管瘤。
a，b CE 像。在小肠下部见有暗红色的扁平隆起，表面上见有很多白点。
c，d 经肛门的 DBE 像。在回肠见有具透光性的 SMT 样扁平隆起，表面上伴有白点。
e 活检组织病理像。见有囊泡状扩张的大、小淋巴管。

在病变的起始部可见的 Kerckring 皱襞样的环状褶皱的存在在该病是极具特征性的表现，通过 X 线造影像和内镜像确认该表现在鉴别诊断上很重要（**图 8c、d**）。其治疗方法是施行外科切除术。

淋巴管瘤

据报道，小肠淋巴管瘤占小肠良性肿瘤的 1.4%，是一种罕见的肿瘤。淋巴管瘤虽然在病理组织学上被分为单纯性、囊泡状和海绵状，但据报道小肠淋巴管瘤多为海绵状。其在形态上呈有透光性的柔软的 SMT 样表现，但与十二指肠的淋巴管瘤一样，在病变表面多伴有白点（点状的白色化）［**病例 9，图 9**］。大多通过活检在病理组织学上得到确定诊断，小的病变以随访观察为宜。

脓性肉芽肿（Pyogenic Granuloma）

脓性肉芽肿（Pyogenic Granuloma）是良性的毛细血管增生性疾病，从病理组织学上看，在表层伴有炎性细胞浸润的毛细血管的增生和扩张

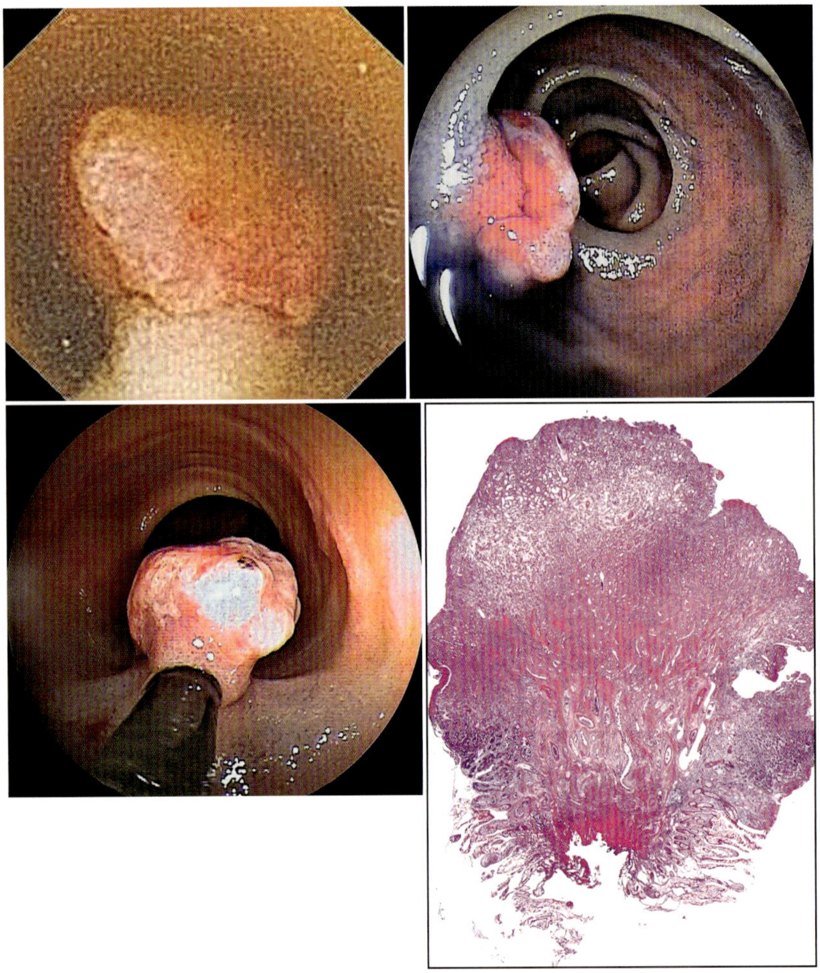

图10 [病例 10] 脓性肉芽肿（Pyogenic Granuloma）。
a CE 像。在小肠下部见有头部发红并附着白苔的亚蒂性 SMT 样隆起。
b 经肛门的 DBE 像（色素染色像）。在回肠见有头部发红并附着白苔的亚蒂性 SMT 样隆起。
c 同经肛门的 DBE。施行了内镜切除术。
d 切除标本的组织病理像（实体显微镜像）。在表层伴有炎性细胞浸润的毛细血管的增生和扩张明显，在基底部见有小叶状毛细血管的增殖。

明显，在基底部见有小叶状毛细血管的增生。由于其是作为血管瘤的肉芽样病变的继发性炎症的反应性变化而发生的，因此也被称为肉芽组织型血管瘤。据报道，作为脓性肉芽肿的特征性肉眼表现的隆起表面的白苔，是伴随炎性细胞浸润的肉芽组织过度增殖的结果。而产生的炎性渗出物，由纤维蛋白和细菌的块状物质构成，是血细胞成分从出血所引起的凝血块脱落的表现。

消化道脓性肉芽肿的内镜表现以伴有白苔的发红的亚蒂到有蒂性隆起为特征，在小肠也是同样的［**病例 10，图 10**］。据报道，脓性肉芽肿在消化道多发生于食管和大肠，但随着 CE 和 DBE 的普及，近年来发生于小肠的报道病例在增加。几乎所有的脓性肉芽肿病例都是以显性出血和高度的贫血作为诊断契机的。在最近，据报道虽然有过半数的本病病例施行了内镜切除术，但也有在形态上与本病酷似的动静脉畸形（Arteriovenous Malformation，AVM）的病例，在怀疑是本病而考虑内镜下切除时，有必要考虑后述的血管性病变的鉴别，首先确认“不伴有搏动”。希望读者在见有原因不明的显性小肠出血的情况下考虑到本病。

血管性病变

血管性病变一般被分为具有静脉 / 毛细血管特征的病变——血管扩张（Angioectasia）、具有动脉特征的病变——Dieulafoy 病（Dieulafoy's Lesion）和具有动脉和静脉特征的病变——动静脉畸形（AVM）。这其中，Dieulafoy 病和 AVM 有时会呈现病变顶部伴有溃疡或伴有血凝块的

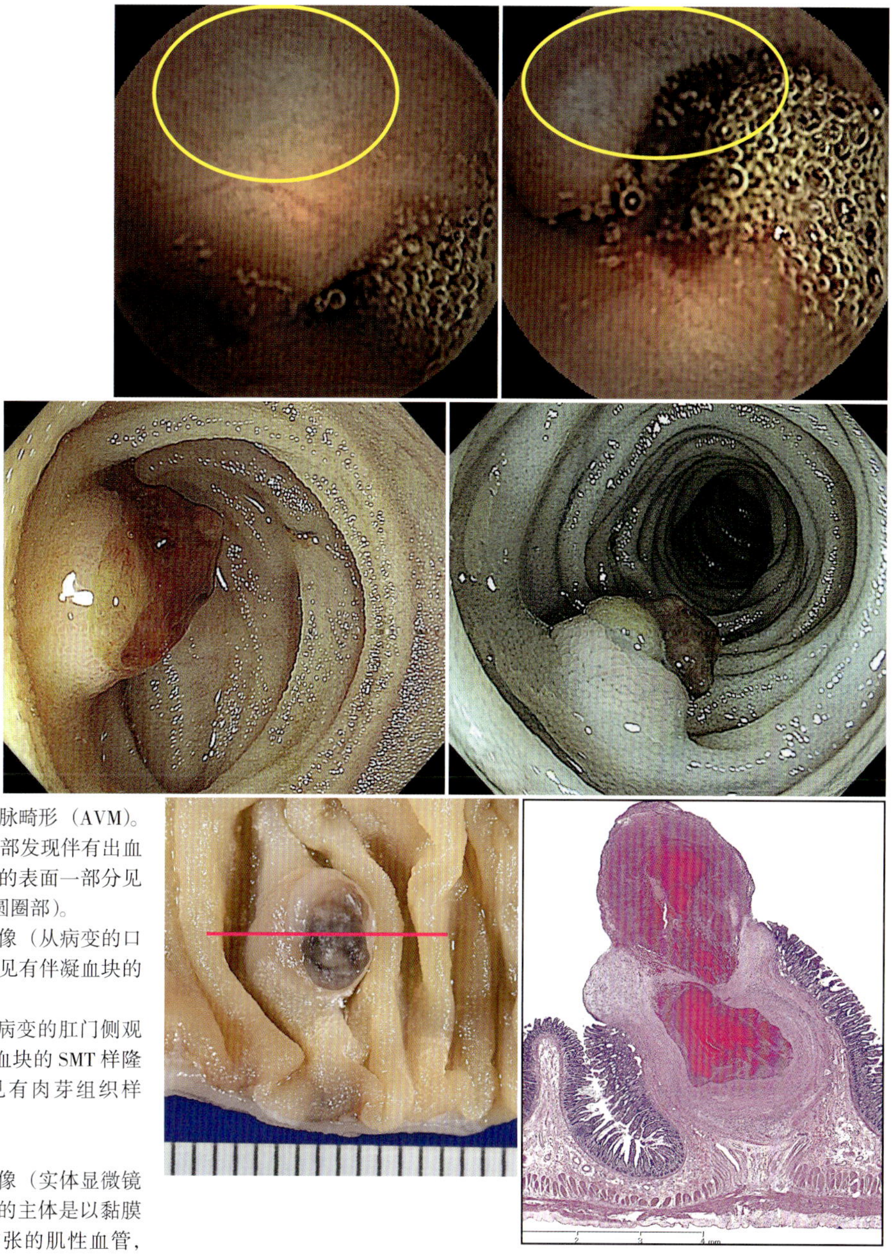

图 11 [**病例 11**]动静脉畸形（AVM）。
a，b CE 像。在小肠中部发现伴有出血的 SMT 样隆起。在病变的表面一部分见有呈暗蓝色的部分（黄圆圈部）。
c 新鲜切除标本的内镜像（从病变的口腔侧观察）。在病变顶部见有伴凝血块的 SMT 样隆起。
d **c** 的色素染色像。从病变的肛门侧观察。在病变顶部伴有凝血块的 SMT 样隆起。在凝血块的基部见有肉芽组织样隆起。
e 切除标本的肉眼像。
f 切除标本的组织病理像（实体显微镜像，**e** 的红线部）。病变的主体是以黏膜下层为主体的呈瘤状扩张的肌性血管，在顶部血管壁呈全层性断裂。机化血栓也存在于血管外，从黏膜缺损部露出于表面。在机化血栓的边缘见有肉芽组织。

SMT 样隆起的形态［**病例 11，图 11**］。SMT 样病变的成因是由于在黏膜下层内血管呈瘤状扩张所引起的。两种病变均以显性出血为诊断契机，但需要注意的是，在内镜下病变伴有搏动的发生率是不确定的，既有见有搏动的报道，另一方面也有未见搏动的病例报告。在血管性病变的诊断上，活检是禁忌的，可以考虑通过造影 CT 和血管造影进行评价。对于呈 SMT 样隆起的两种病变的治疗需要介入放射（Interventional Radiology，IVR）或者外科切除。对于 Dieulafoy 病和 AVM 的鉴别诊断，在病理组织学上也需要制作连续切片等，多数情况下不很容易，为了阐明两种疾病的形态特征，希望进行进一步的基于切除病例的研究。

结语

在本文中，基于笔者经历的病例和过去的报道，概述了呈 SMT 样隆起的肿瘤性 / 肿瘤样病变的形态特征和鉴别诊断。今后，我们也期待读者基于在病理组织学上已确定诊断的小肠病变的积累，进行进一步的研究。

参考文献

[1] 櫻井信司. 小腸悪性腫瘍の病理学的特徴—小腸GISTの病理学的特徴. 胃と腸 48:1409–1416, 2013.

[2] 松田圭二, 塚本充雄, 福島慶久, 他. 小腸悪性腫瘍の診断と治療—GIST. 胃と腸 48:1446–1460, 2013.

[3] 松本主之, 江﨑幹宏, 森山智彦, 他. ダブルバルーン小腸内視鏡検査の有用性—小腸二重造影法との比較. 胃と腸 40:1503–1517, 2005.

[4] 蔵原晃一, 川崎啓祐, 吉野修郎, 他. 出血性小腸疾患に対する診断手技—小腸X線造影検査について. 胃と腸 45:343–354, 2010.

[5] 蔵原晃一, 大城由美. ダンベル型(腫瘤). 胃と腸 52:663, 2017.

[6] 江﨑幹宏, 松本主之, 飯田三雄. 原因不明消化管出血病例に対するカプセル内視鏡の有用性. 消化器科 48:161–165, 2009.

[7] 岡志郎, 田中信治, 壷井章克, 他. 出血を来す小腸腫瘍性病変の診断と治療—血管性病変を含む非上皮性腫瘍. 胃と腸 53:858–867, 2018.

[8] 蔵原晃一, 渕上忠彦. GIST(gastrointestinal stromal tumor)の診療—臨床診断の進め方：画像診断(消化管造影, CT, MRI). 消臨 8:646–651, 2005.

[9] 八尾恒良, 八尾建史, 真武弘明, 他. 小腸腫瘍—最近5年間(1995～1999)の本邦報告例の集計. 胃と腸 36:871–881, 2001.

[10]石橋英樹. 脂肪腫. 松井敏幸, 松本主之, 青柳邦彦(編). 小腸内視鏡所見から診断へのアプローチ. 医学書院, pp 68–69, 2011.

[11]村岡実, 小林弘忠, 佐藤治夫, 他. 小腸脂肪腫による腸重積症の1例. 日消外会誌 22:2118–2121, 1989.

[12]Huss S, Wardelmann E, Goltz D, et al. Activating PDGFRA mutations in inflammatory fibroid polyps occur in exons 12, 14 and 18 and are associated with tumor localization. Histopathology 61:59–68, 2012.

[13]石橋英樹. 炎症性線維性ポリープ. 松井敏幸, 松本主之, 青柳邦彦(編). 小腸内視鏡所見から診断へのアプローチ. 医学書院, pp 72–73, 2011.

[14]江頭一成. 異所膵. 松井敏幸, 松本主之, 青柳邦彦(編). 小腸内視鏡所見から診断へのアプローチ. 医学書院, pp 72–73, 2011.

[15]平川克哉, 松本主之, 加藤秀典, 他. 中部小腸に発生したカルチノイド腫瘍の1例. 胃と腸 35:1097–1102, 2000.

[16]飯塚佳彦, 渕上忠彦, 堺勇二, 他. Meckel憩室内翻症の1例. 胃と腸 34:1078–1081, 1999.

[17]勝木伸一, 千葉大樹, 大沼啓之, 他. 小腸腫瘍性疾患—リンパ管腫, 血管性腫瘍. 胃と腸 43:559–563, 2008.

[18]澤野美由紀, 蔵原晃一, 八坂弘樹, 他. 当センターにおける消化管pyogenic granulomaの臨床病理学的検討. 消化管の臨 20:99–105, 2014.

[19]Kawasaki K, Kurahara K, Matsumoto T. Pyogenic granuloma of the ileum depicted by small-bowel radiography, capsule endoscopy and double balloon endoscopy. Dig Liver Dis 47:436, 2015.

[20]武田輝之, 平井郁仁, 松嶋祐, 他. 特異な形態を呈した空腸動静脈奇形の1例. 胃と腸 53:883–886, 2018.

[21]府川恭子, 二村聡, 松坂浩史, 他. 粘膜下腫瘤様の形態を呈した空腸Dieulafoy's lesionの1例. 胃と腸 50:1745–1751, 2015.

[22]水谷孝弘, 本田邦臣, 武井涼子, 他. ダブルバルーン小腸内視鏡検査が診断に有用であった小腸動静脈奇形の1例. 胃と腸 40:1547–1552, 2005.

Summary

Clinical and Endoscopic Features of Submucosal Tumors of the Small Intestine

Koichi Kurahara[1], Yuichiro Yoshida, Hiroshi Wachi, Yumi Oshiro[2], Yoshiaki Aomi[1], Keisuke Kawasaki[1][3], Hideki Ishibashi[1][4], Hitomi Matsuba[1], Takashi Hirata, Shohei Uraoka, Hiroki Yaita, Motohiro Esaki[5], Takashi Yao[6], Hiroyuki Kobayashi[1][7] Takayuki Matsumoto[3], Akinori Iwashita[2][8], Tadahiko Fuchigami[1]

In this study, based on our own cases and reviews of past reports, we investigated morphological features and differential diagnosis of the following tumors and tumorous lesions in the small intestine exhibiting submucosal tumor-like bulging : GIST (gastrointestinal stromal tumor), lipoma, IFP (inflammatory fibroid polyp), ectopic pancreas, NET (neuroendocrine tumor), inversion of Meckel's diverticulum, lymphangioma, pyogenic granuloma, and Dieulafoy's lesion/AVM (arteriovenous malformation). For differential diagnosis, it is important to confirm surface characteristics and color tone of not only the top part of a tumorous lesion but also its stem, in addition to the presence or absence of growth outside the gastrointestinal tract. In addition, in the case of overt bleeding, it is necessary to consider the possibility of vascular lesions, including pyogenic granuloma and Dieulafoy's lesion/AVM.

[1]Division of Gastroenterology, Matsuyama Red-cross Hospital, Matsuyama, Japan.

[2]Department of Pathology, Matsuyama Red-cross Hospital, Matsuyama, Japan.

[3]Division of Gastroenterology, Department of Internal Medicine, School of Medicine, Iwate Medical University, Morioka, Japan.

[4]Department of Gastroenterology and Medicine, Faculty of Medicine, Fukuoka University, Fukuoka, Japan.

[5]Department of Endoscopic Diagnostics and Therapeutics, Saga University Hospital, Saga, Japan.

[6]Department of Human Pathology, Juntendo University, School of Medicine, Tokyo.

[7]Institute of Gastroenterology, Fukuoka Sanno Hospital, Fukuoka, Japan.

[8]AII Research Institute of Pathology & Image Diagnosis, Chikushino, Japan.

小肠的非肿瘤性疾病

——非特异性多发性小肠溃疡 /CEAS

冬野 雄太[1]
梅野 淳嗣
平野 敦士
保利 喜史[2]
藤原 美奈子[2, 3]
前畠 裕司[4]
小林 广幸[5]
河内 修司[6]
藏原 晃一[7]
安川 重义[8]
平井 郁仁[9, 10]
鸟巢 刚弘[1]
江崎 干宏[1, 11]

摘要●非特异性多发性小肠溃疡是一种罕见的难治性小肠溃疡。已经证明，其实际上是伴有编码前列腺素转运体的 *SLCO2A1* 基因的功能丧失突变的常染色体隐性遗传病，也是前列腺素相关性肠病的一种。虽然其特征是以回肠为中心多发的、环行或者斜行的比较浅的开放性溃疡和不对称性的变形，但有时在胃和十二指肠也见有病变。除了临床随访和特征性的消化道像表现之外，消化道外证候的评估和基因检查对本病的诊断也很重要。

关键词　***SLCO2A1*** **基因　非甾体类抗炎药（NSAIDs）　肥厚性皮肤骨膜病　前列腺素相关肠病　前列腺素转运体**

[1]九州大学大学院医学研究院病態機能内科学
〒812-8582福岡市東区馬出3丁目1-1
E-mail : yfuyuno@intmed2.med.kyushu-u.ac.jp
[2]同　形態機能病理学
[3]同　保健学部門
[4]前畠医院
[5]福岡山王病院消化器内科
[6]千早病院消化管内科
[7]松山赤十字病院胃腸センター
[8]田主丸中央病院消化器内科
[9]福岡大学筑紫病院炎症性腸疾患センター
[10]同　消化器内科
[11]佐賀大学医学部附属病院光学医療診療部

前言

非特异性多发性小肠溃疡是 1960—1970 年由冈部等和崎村提出的疾病概念，是一种在幼年发病、以起因于从多发溃疡的持续性潜血的慢性贫血和低蛋白血症为特征的非常罕见的疾病，也被称为慢性出血性小肠溃疡（Chronic Hemorrhagic Ulcers of The Small Intestine，CHUSI)。其溃疡性病变是止于黏膜层或黏膜下层的表浅病变，病理学上未见肉芽肿和嗜酸性粒细胞浸润等特异性的炎症表现。

2015 年，该病被证实是由于编码前列腺素转运体的 *SLCO2A1* 基因发生了突变所致，新提出了“*SLCO2A1* 基因相关慢性肠病（Chronic Enteropathy Associated with *SLCO2A1* Gene，CEAS)”这一称呼和前列腺素相关肠病的概念。并且确认 CEAS 呈现特征性的消化道图像表现，有时伴有杵状指、骨膜病和皮肤肥厚表现等消化道外症状，是“特异性”的疾病。在**表 1** 中作为 CEAS 的诊断标准，在已报道的条目中加上了基因检查的项目。

CEAS 虽在《胃与肠非特异性多发性小肠溃疡 /CEAS：基因异常与相关疾病》(2020 年 10 月出版）一书中有所提及，但在本文中就其临

表1 CEAS 的诊断标准

主要表现
 A. 临床事项
  （1）多次便潜血阳性
  （2）长期的小细胞性低血色素性贫血和低蛋白血症
 B. X 线 / 内镜表现
  （1）近距，多发的不对称性狭窄、变形（X 线表现）
  （2）近距，多发、边界尖锐、浅而斜行、横行的地图状、胶带状溃疡（内镜表现）
 C. 切除标本上的特征性表现
  （1）邻近回肠多发的边界尖锐且平坦的溃疡或其瘢痕
  （2）溃疡呈地图状或胶带状，横行或斜行
  （3）全部停留在 UI- Ⅱ的非特异性溃疡
 D. *SLCO2A1* 基因突变
鉴别疾病
 （1）肠结核（包括疑似病例）
 （2）Crohn 病
 （3）肠道 Behcet 病 / 单纯性溃疡
 （4）药物性肠炎
确定诊断病例
 1. 除了主要表现 A 的 2 个项目和 D 之外，还见有 B 的（1）或（2）或 C 的病例。
 2. 在被充分检索的标本上满足 C，见有 D 的病例
疑似病例
 虽然见有主要表现 A 和 D，但 B 或 C 的表现不明确的病例

确定诊断病例和疑似病例都必须排除鉴别疾病。

床表现、小肠病变的图像表现及鉴别诊断进行概述，并展示了笔者所经历的在鉴别上苦思焦虑的 2 个病例。

临床表现

CEAS 的男女比例为 1：2.5，好发于女性，多在幼年 / 青年期发病，但因病例不同而发病年龄也有很大的差异。该病由于病程长，涉及长期的持续性的潜性出血，引起严重的缺铁性贫血和低蛋白血症；由于消化道狭窄引起的通过障碍，在约 40% 的患者见有腹痛。另一方面，腹泻、肉眼可见的血便和发热很少，C 反应蛋白（C-Reactive Protein，CRP）和血沉亢进等炎症表现呈阴性或轻度阳性。

由于 CEAS 为常染色体隐性遗传的形式，因此在问诊中就有无父母近亲结婚和同胞发病的病例进行确认是很重要的。但是，需要注意的是，在日本医疗研究开发机构（Japan Agency for Medical Research and Development，AMED）“基于难治性小肠溃疡的诊断法确立和病态解明的治疗法探索”的研究小组的全国调查中，该病病例的近亲结婚率仅占 29%，家族内发病仅占 22%，比例并不高。

小肠病变的图像表现

1. X 线造影检查

小肠 X 线造影检查对多发性病变的分布和与肠系膜的位置关系的评价是有用的，是在 CEAS 的诊断中最重要的检查。CEAS 的小肠病变的特征是，与肠系膜附着侧无关而存在的变形、斜行的溃疡和带状溃疡；由于长年的随访观察，常常伴有狭窄、囊状扩张和假憩室的形成（**图 1a、b**）。在边缘规则性的浅表开放性溃疡也是其特征之一，通过运用压迫法有时也可以作为浅淡的线状钡斑扫查出来（**图 1c**）。CEAS 一般以中部 - 下部小肠为中心存在病变，但在紧邻盲肠的回肠末端很少见。

2. 内镜检查

与小肠 X 线造影检查相比，内镜检查很难对 CEAS 病变部位的位置等进行评价，但可以更详细地观察病变。以往，只能通过推进式小肠镜检查和术中内镜检查来观察 CEAS 的病变，但 2000 年以后可以使用气囊内镜和胶囊内镜检查了，从而了解了 CEAS 的内镜特征。

CEAS 活动性病变的特征是画出平缓的曲线而纵行或斜行的浅表开放性溃疡和宽的环状或带状的溃疡（**图 2a、b**）；同时，呈不对称性的变形、狭窄和假憩室形成等多种多样的形态也是其特征之一（**图 2c**）。另外，在 CEAS，溃疡间的过渡黏膜基本正常，不伴有在 Crohn 病等可见的炎性息肉和铺路石样表现。在长期随访的 CEAS 病例和完全静脉营养治疗后，也有时伴有膜样狭窄等严重狭窄（**图 2d**），有必要就是否适用胶囊内镜检查进行慎重分析。由于 CEAS 在回肠末端病变较少，因此有必要注意，只通过常规的下消

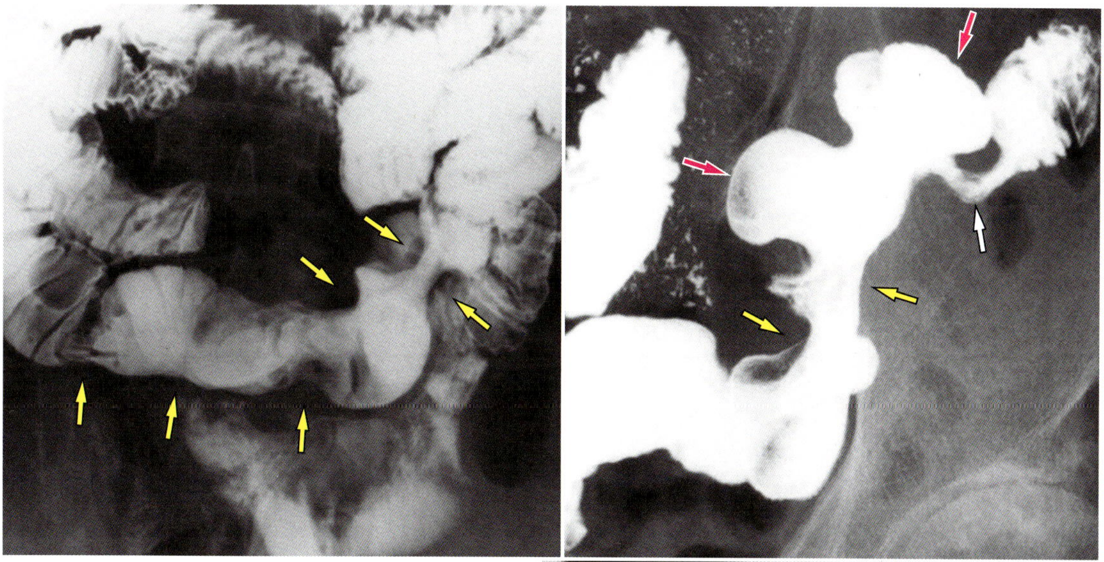

a | b
c

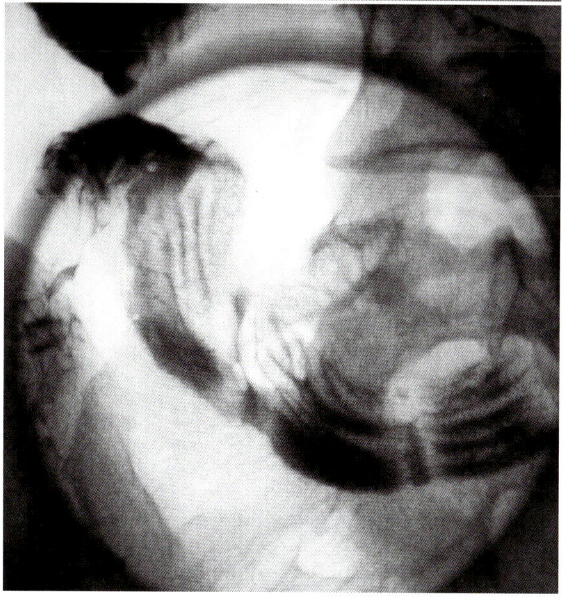

图1 CEAS 的小肠 X 线造影表现。
a 20 多岁，男性。在小肠中部，伴有边缘的弯入表现的非对称性硬化表现（黄色箭头所指）多发。
b 60 多岁，女性。在回肠，不对称性的变形（黄色箭头所指）、囊状扩张（红色箭头所指）和狭窄（白色箭头所指）多发。
c 50 多岁，女性。根据压迫表现，扫查出了横行的开放性溃疡。
（a：转载自“河内修司，他．ダブルバルーン小腸内視鏡にて病変を観察しえた非特異性多発性小腸潰瘍症の 1 例．胃と腸 49：1318–1325，2014”；c：转载自“梅野淳嗣，他．非特異性多発性小腸潰瘍症 /CEAS の臨床像と鑑別診断．胃と腸 52：1411–1422，2017”）

化道内镜检查大多无法观察到病变。

3. 病理组织学检查

在 CEAS 病例切除标本像的肉眼表现中，像描绘曲线那样相对于肠道长轴环行或斜行的细长溃疡（Curved Ulcer）是特征性的，正常黏膜呈岛状被溃疡所包围，即呈所谓的正常黏膜岛（Island of Normal Mucosa，INM）的表现（**图 3a**）。

在病理组织学上，溃疡较浅，大多是止于 UI-Ⅰ～Ⅱ的病变；在溃疡部的黏膜及黏膜下层，可以看到主要由淋巴细胞和浆细胞构成的轻度炎性细胞浸润和成纤维细胞的增殖、毛细血管的增生和扩张，纤维化大多为轻度（**图 3b**）；在肌层和浆膜无炎症性的变化，未见类上皮细胞肉芽肿和嗜酸性粒细胞浸润之类的特异性炎症表现。

小肠以外的消化道病变

在 CEAS 病例，约 30% 见有胃病变，约 50% 见有十二指肠病变。其中胃病变在胃前庭部可见多发的溃疡和瘢痕，与非甾体类抗炎药（Nonsteroidal Anti-Inflammatory Drugs，NSAIDs）

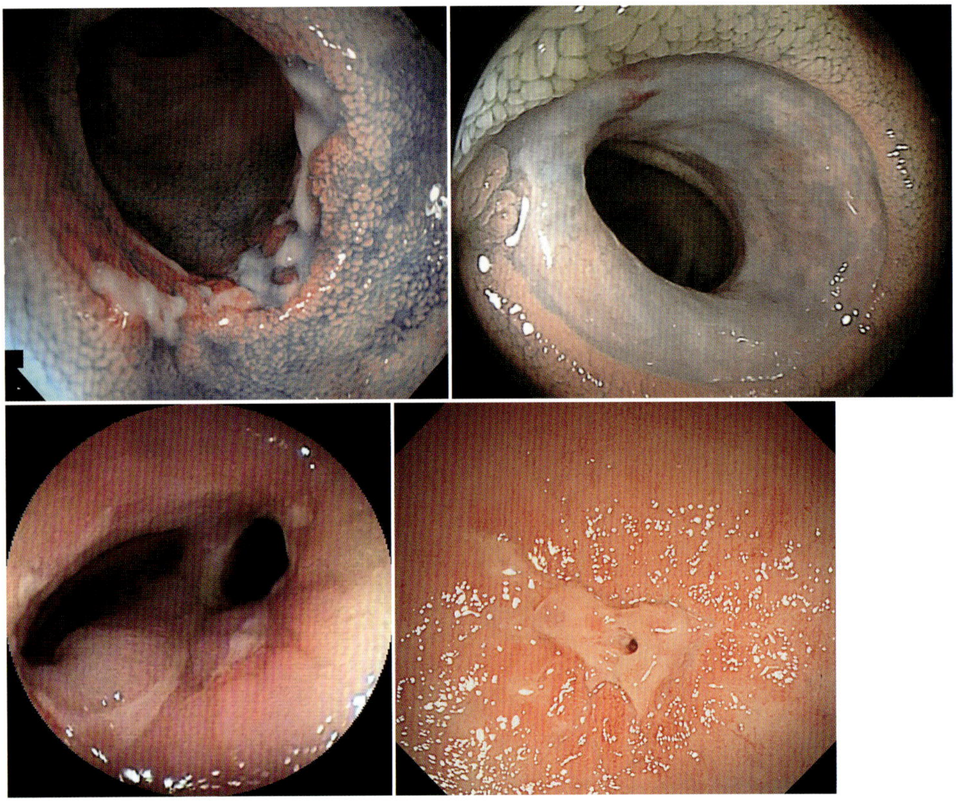

a	b
c	d

图2 CEAS 的内镜表现。

a 50 多岁，女性。在回肠下部见有表浅的环状开放性溃疡。

b 60 多岁，男性。在小肠中部见有带状溃疡。

c 30 多岁，女性。在回肠中部见有由纵行至斜行的溃疡愈合而形成的假憩室和环状溃疡引起的管腔狭窄。

d 30 多岁，女性（术中内镜像）。见有经过约 4 周的中心静脉营养治疗后可见的回肠中部的高度狭窄。

（a,c,d：转载自“梅野淳嗣，他. 非特異性多発性小腸潰瘍症 /CEAS の臨床像と鑑別診断. 胃と腸 52：1411–1422，2017”；b：转载自“梅野淳嗣，他. ばち指と皮膚肥厚所見を呈した非特異性多発性小腸潰瘍症の 2 例. 胃と腸 51：1069–1076，2016”）

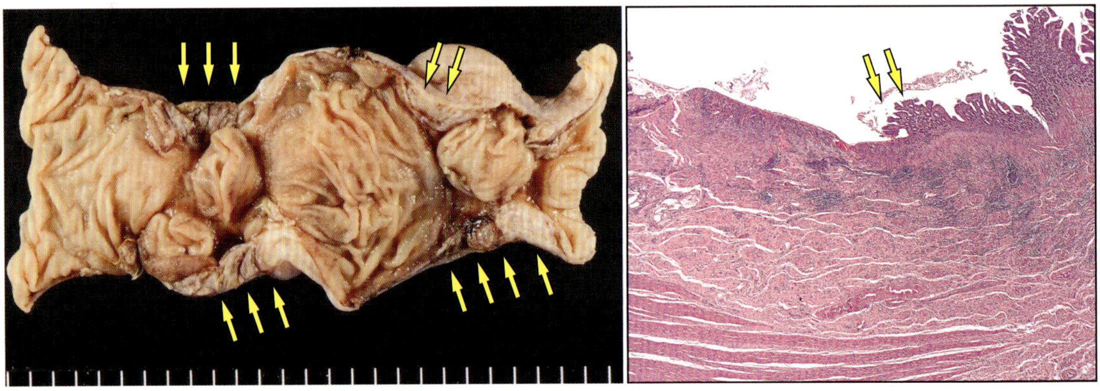

a	b

图3 对于狭窄的小肠部分切除术后的病理组织学表现。30 多岁，女性。

a 福尔马林固定后的手术标本。环行、斜行的溃疡多发，伴有多处狭小的狭窄（黄色箭头所指）。在溃疡和溃疡之间可见正常黏膜呈岛状。

b 组织病理像（低倍放大）。溃疡较浅（UI-Ⅰ ~ Ⅱ），见有黏膜固有层缺损、肥厚或错综复杂的及至黏膜肌层和黏膜下层的纤维化。在溃疡底部见有由淋巴细胞和浆细胞构成的炎症细胞浸润和成纤维细胞的增殖、毛细血管的增生和扩张，溃疡边缘平滑，被再生上皮所覆盖（黄色箭头所指）

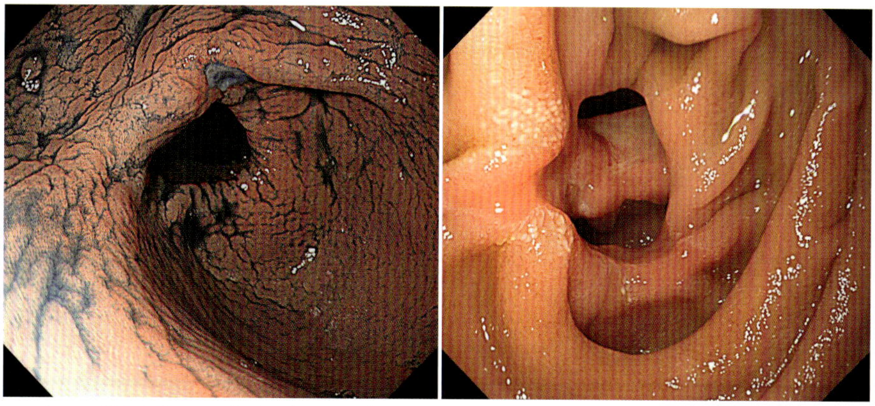

a | b **图4** CEAS的胃 / 十二指肠病变。

a 60多岁，女性。除菌后，通过内服组胺 H_2 受体拮抗剂（H_2 受体阻滞剂），瘢痕和难治性溃疡均残存。

b 30多岁，女性。见有十二指肠下十二指肠角的黏膜缺损、狭小化和假憩室的形成。

（b：转载自“梅野淳嗣，他. 非特異性多発性小腸潰瘍症 /CEASの臨床像と鑑別診断. 胃と腸 52：1411-1422，2017”）

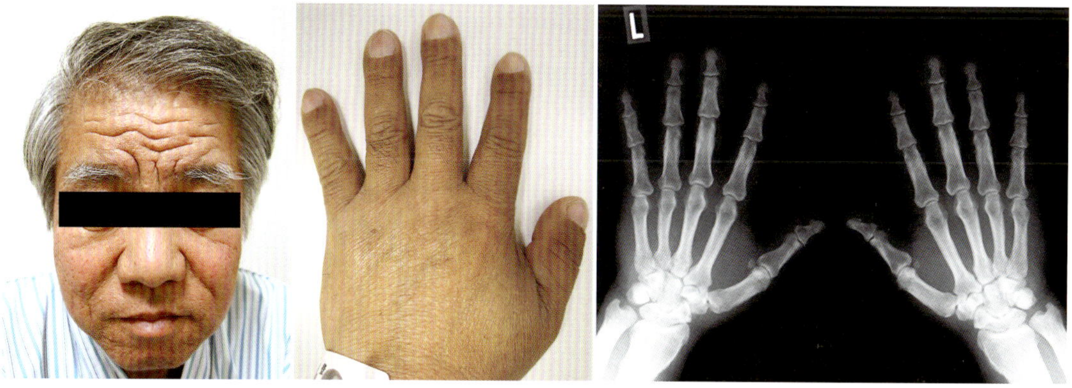

a | b | c **图5** 肥厚性皮肤骨膜病的三主征的表现。60多岁，男性。

a 在额部见有脑回状的皱纹，皮肤明显肥厚。

b 手的皮肤略肥厚，见有杵状指。

c 手指单纯X线造影表现。见有从掌骨和基节骨等的骨干头端到骨干部的骨肥大、骨皮质的肥厚。

（转载自“梅野淳嗣，他. ばち指と皮膚肥厚所見を呈した非特異性多発性小腸潰瘍症の2例. 胃と腸 51：1069-1076，2016”）

相关性胃溃疡类似（**图4a**）。有时可遇到尽管是幽门螺杆菌（Helicobacter Pylori，H. pylori）阴性或除菌后，但通过质子泵抑制剂（Proton Pump Inhibitor，PPI）的口服也不能治愈瘢痕、作为难治性胃溃疡随访的CEAS病例。

另外，作为十二指肠病变，除了与通常的消化性溃疡类似的球部的溃疡性病变之外，也有时在十二指肠降段等处可见有类似于CEAS的小肠病变的环状瘢痕和斜行的溃疡性病变（**图4b**）。

消化道外证候

作为CEAS的消化道外证候，在约30%的病例中可见有肥厚性皮肤骨膜病的三主征——杵状指、骨膜病、皮肤肥厚中的某一种。据报道，在CEAS患者中全部伴有肥厚性皮肤骨膜病三主征的病例只是男性（**图5**）。已证实，肥厚性皮肤骨膜病是伴有 *HPGD* 基因或 *SLCO2A1* 基因功能不全的遗传病，在日本大半是以 *SLCO2A1* 基

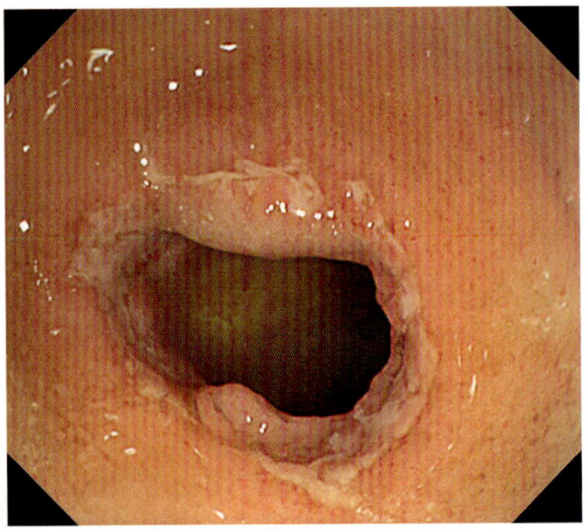

图6 肠结核的内镜表现。在回肠末端见有环形的溃疡，边缘不规则，伴有狭窄。

因突变为致病原因。人们已经知道，CEAS 多为女性，而 *SLCO2A1* 基因突变引起的肥厚性皮肤骨膜病多为男性。也就是说，CEAS 和肥厚性皮肤骨膜病虽然都是由 *SLCO2A1* 这一共同的基因异常所引起的疾病，但一般认为由于性别不同在临床表现上也会产生差异。

鉴别诊断

如诊断标准中所记载的那样，在 CEAS 的诊断中必须排除肠结核、Crohn 病、肠道 Behcet 病 / 单纯性溃疡和药物相关性肠炎；在药物相关性肠炎中特别重要的是与 NSAIDs 相关性肠病变（NSAIDs 肠病）的鉴别。

1. 肠结核

肠结核的内镜表现，典型表现为从回肠末端到盲肠的环状或带状的溃疡，溃疡边缘不规则（**图6**）。另外，除活动期的溃疡性病变外，许多还可以观察到伴有炎性息肉和萎缩瘢痕带等的慢性过程的表现。在病理组织学上，形成干酪样肉芽肿是其特征。通过病变部活检组织的培养和聚合酶链反应（Polymerase Chain Reaction，PCR）检查所进行的结核菌的鉴定、结核菌素反应和干扰素 γ 释放试验等也对肠结核的诊断有用。

2. Crohn 病

Crohn 病的 X 线造影像和内镜像的主要表现是纵行溃疡和铺路石样表现，但在回肠末端多可见有病变。纵行溃疡等小肠病变多见于肠系膜附着侧，伴有偏心性变形（**图7**）。溃疡边缘不规则，在其周围多伴有水肿性变化，反映慢性炎症伴有炎性息肉的情况也较多。在病理组织学上，溃疡深达 UI-Ⅲ~Ⅳ，呈全层性炎症，可见有类上皮细胞肉芽肿这一点是特征性的。

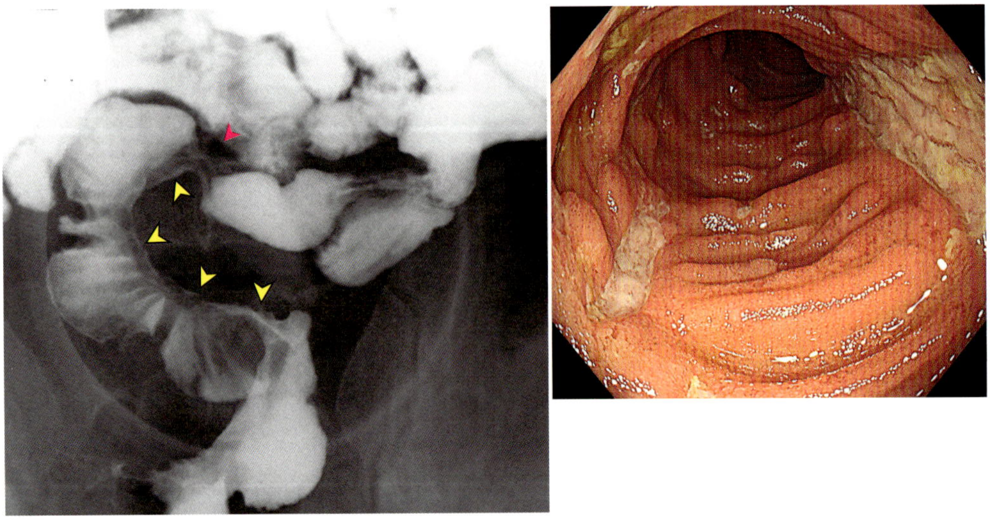

a	b

图7 Crohn 病的 X 线造影表现及内镜表现。
a 经口 X 线造影像。在回肠见有偏侧性变形以及同一部位的纵行溃疡（黄色箭头所指），一部分伴有狭窄（红色箭头所指）。
b 下消化道内镜像。在回肠末端见有多个纵行溃疡。

3. 肠道 Behcet 病或单纯性溃疡

Behcet 病是好发于亚洲人的原因不明的全身性炎症性疾病。完全型或不全型 Behcet 病，在内镜像中，以回盲部为中心可以确认圆形或类圆形深凹陷溃疡（**图 8**），进一步将能够排除 Crohn 病、肠结核或药物相关性肠炎等的情况称为肠道 Behcet 病。另外，消化道病变尽管与肠道 Behcet 病类似，但缺乏其他的皮肤或黏膜病变的病态被称为单纯性溃疡。该病的小肠病变好发于回肠末端，主要出现于肠系膜附着对侧。在病理组织学上，以深达 UI-Ⅱ~ Ⅳ的深陷溃疡和非特异性炎症为特征。通常，炎症反应呈高值也是鉴别点。在见有这样的溃疡的情况下，有必要检查伴于 Behcet 病的各种症状，尤其是 4 种主要症状（①眼病变；②口腔内阿弗他溃疡；③皮肤症状；④外阴部溃疡）。

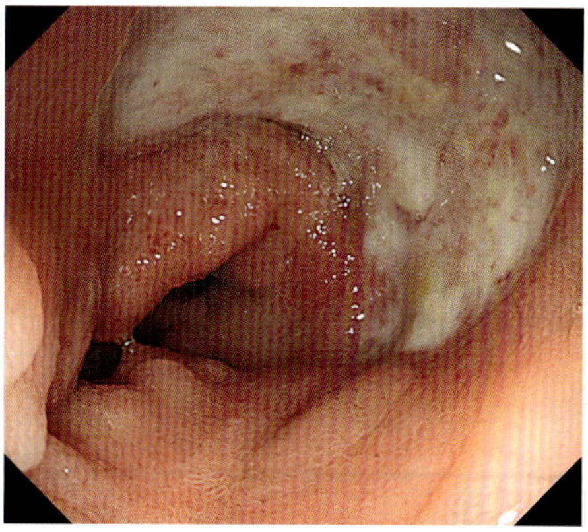

图 8 肠道 Behcet 病 / 单纯性溃疡的内镜表现。在回肠末端见有一种穿孔样的深陷溃疡。

4. NSAIDs 相关性肠病变（NSAIDs 肠病）

NSAIDs 是胃十二指肠溃疡的明确的危险因素，但由于小肠内镜检查的普及，已明确了其在整个小肠也会高概率引起病变。与空肠相比，NSAIDs 引起的小肠病变在包括回肠末端在内的回肠更多见。在小肠，虽然认为内镜表现中 Kerckring 皱襞上的同心圆上的狭窄的环状溃疡和膜样狭窄对该病是特征性的（**图 9a**），但作为概率，多发的糜烂和小溃疡程度的病变更多。另外，有时也有看到纵行或不规则形溃疡的情况（**图 9b**），病变表现多种多样。在病理组织学上，虽然凋亡小体在该病是特征性的，但有时在其他的疾病也可以看到，所以通过病理很难确定诊断。NSAIDs 肠病与 CEAS 均被定位为“前列腺素相关性肠病”，由于形态学特征与 CEAS 类似，在 CEAS 的鉴别中，必须听取与用药史相关的病史以及确认通过停药得到治愈。

病例

［**病例 1**］有 NSAIDs 内服史，从回肠末端到回肠下部见有病变的 CEAS 病例。

30 多岁，女性。从 20 多岁时开始反复出现难治性胃溃疡和高度贫血（Hb 50 g/L 左右）。虽

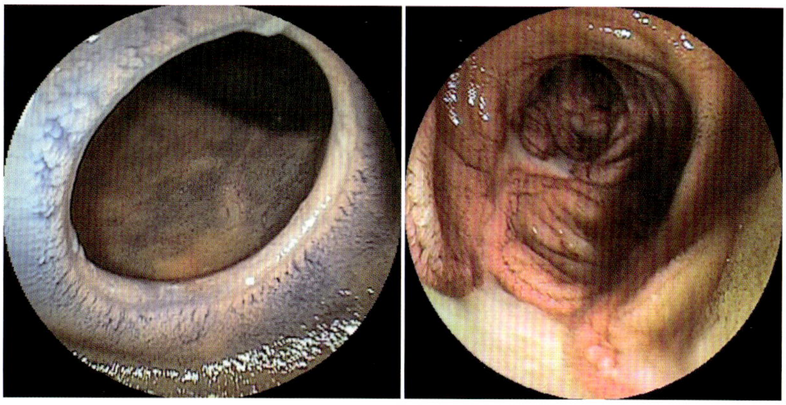

a | b

图 9 NSAIDs 相关性小肠溃疡的气囊内镜表现。

a 在回肠见有伴轻度膜样狭窄的环状溃疡。

b 在空肠见有纵行趋势的不规则形溃疡。

（a：转载自“鳥巣剛弘，他. NSAIDs・LDA 起因性下部消化道黏膜傷害の病態と内視鏡診断. 胃と腸 51：442-449，2016”）

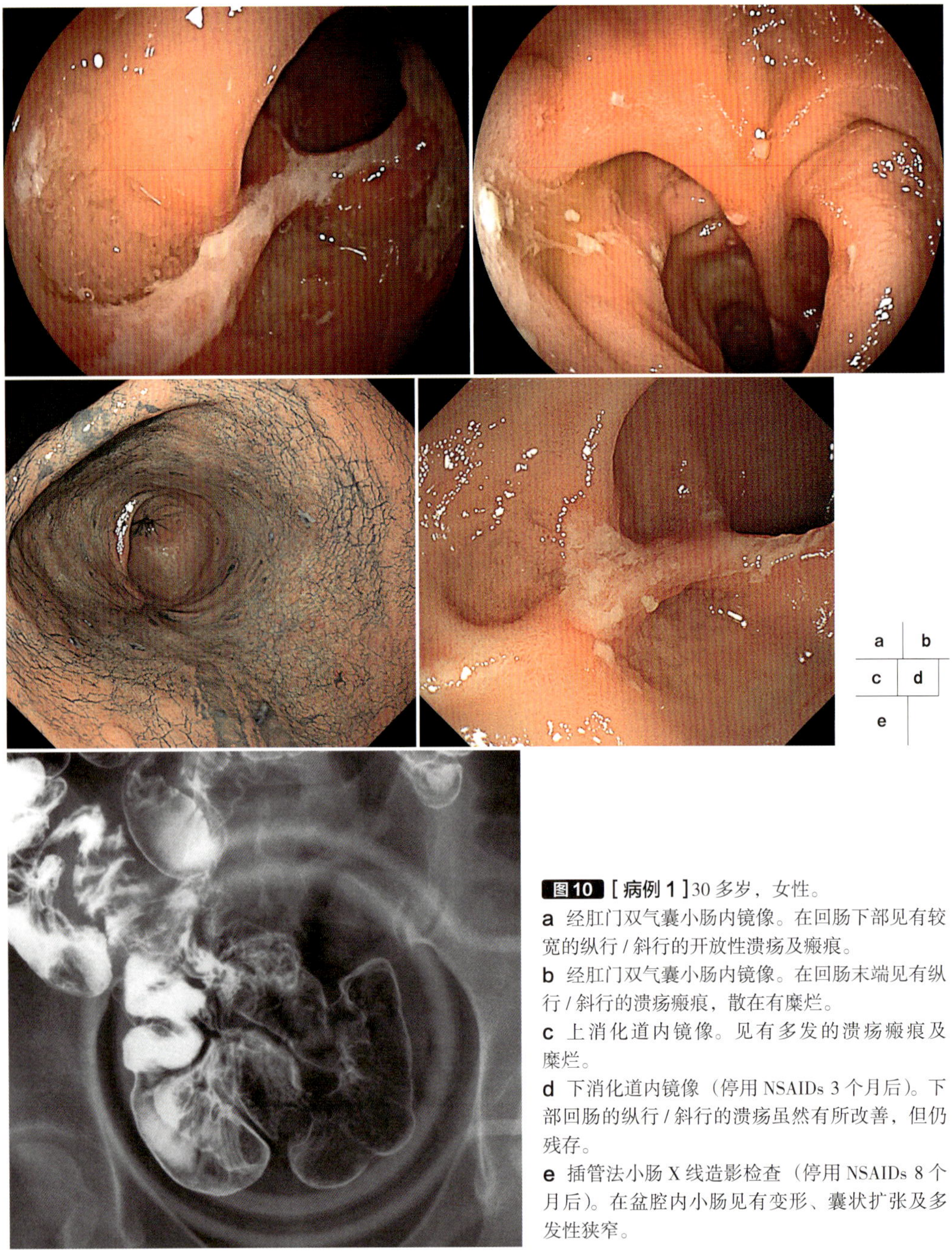

图10 [**病例 1**]30 多岁，女性。

a 经肛门双气囊小肠内镜像。在回肠下部见有较宽的纵行 / 斜行的开放性溃疡及瘢痕。

b 经肛门双气囊小肠内镜像。在回肠末端见有纵行 / 斜行的溃疡瘢痕，散在有糜烂。

c 上消化道内镜像。见有多发的溃疡瘢痕及糜烂。

d 下消化道内镜像（停用 NSAIDs 3 个月后）。下部回肠的纵行 / 斜行的溃疡虽然有所改善，但仍残存。

e 插管法小肠 X 线造影检查（停用 NSAIDs 8 个月后）。在盆腔内小肠见有变形、囊状扩张及多发性狭窄。

然对幽门螺杆菌阳性施行了除菌疗法，但仍持续进行了给予铁剂和 PPI 的治疗。另外，对于痛经，曾用过洛索洛芬，但在 1 年前改用塞来昔布。此次，在前诊医生处见有高度贫血（Hb 53 g/L）和低蛋白血症（Alb 28 g/L），通过上消化道内镜检查在胃前庭部见有小溃疡，还由于通过下消化道内镜检查以及经口小肠 X 线造影检查见有回肠末端的多发性溃疡，因此以详细检查治疗为目的被介绍到笔者所在科住院。

在小肠病变的经肛门双气囊小肠内镜像中，

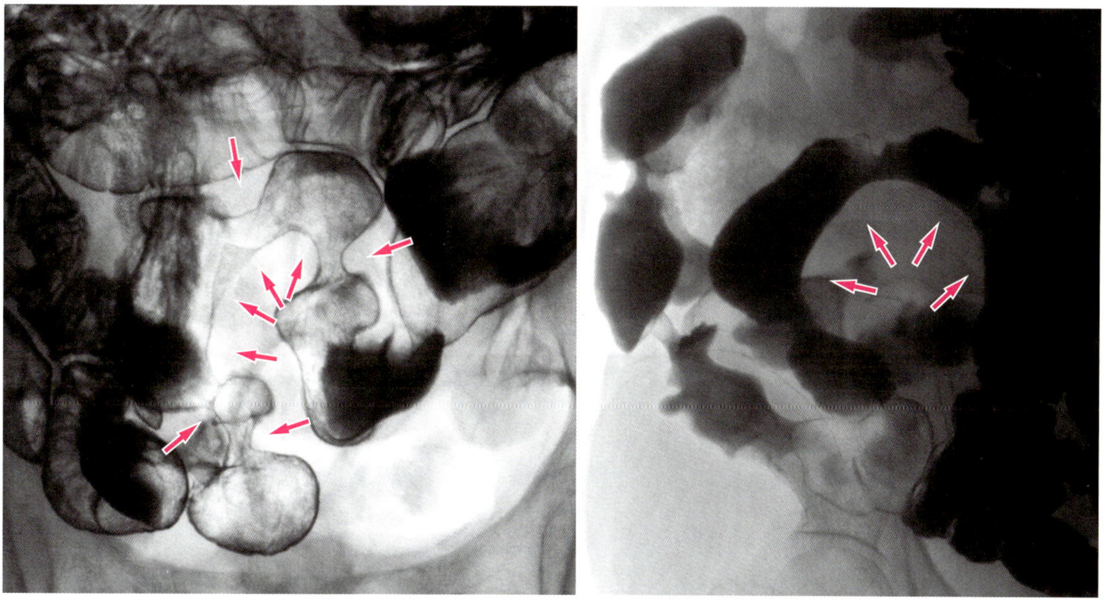

a	b

图11 [**病例 2**] 70 多岁，女性。
a 50 多岁时的小肠 X 线造影像。在盆腔内小肠，不对称性且不规则的变形及狭窄多发（红色箭头所指）。
b 70 多岁时的小肠 X 线造影像。虽然在一部分可以看到纵行溃疡引起的偏侧性变形样表现（红色箭头所指），但在其他部位则是与肠系膜附着部无关且不规则的变形多发。
（转载自“梅野淳嗣，他．非特異性多発性小腸潰瘍症 /CEAS の臨床像と鑑別診断．胃と腸 52：1411–1422，2017”）

从回肠末端到回肠下部，见有纵行或环状的浅表开放性溃疡和瘢痕多发的（**图 10a、b**）。在胃十二指肠病变的上消化道内镜像中，前诊医生指出的胃前庭部的小溃疡通过给予富马酸伏诺拉生片（Vonoprazan Fumarate）而形成了瘢痕（**图 10c**）。从包括回肠末端在内的回肠见有多发溃疡性病变的情况和药物内服史来看，强烈怀疑为 NSAIDs 肠病，终止了服用塞来昔布。但是，在 3 个月后随访进行的下消化道内镜检查中，从回肠末端到回肠下部的浅表开放性溃疡虽然有所减轻，但仍有残存（**图 10d**）。另外，在插管法小肠 X 线造影检查中，可见有回肠下部的变形、囊状扩张、多处狭窄（**图 10e**）。在进行 *SLCO2A1* 基因检查时，见有该基因的突变，诊断为 CEAS。

在 CEAS，很少在回肠末端见有病变；在本病例，由于在包括回肠末端在内的回肠多发浅表开放性溃疡，所以当初怀疑为 NSAIDs 肠病。但是，停用 NSAIDs 后仍缺乏病变改善的趋势，在小肠 X 线造影检查的复检中确认了 CEAS 的特征性表现，可以怀疑为 CEAS。

［**病例 2**］难以与 Crohn 病相鉴别的 CEAS 病例。

70 多岁，女性。在 50 多岁时的健康检查中由于被指出贫血、低蛋白血症，因此被介绍到笔者所在科室接受诊查。在小肠 X 线造影检查中，在回肠见有多发的狭窄和由纵行溃疡引起的变形，被诊断为小肠型 Crohn 病（疑似诊断），但在盆腔内小肠多发不对称性且不规则的变形及狭窄（**图 11a**）。在 70 多岁随访观察时的小肠 X 线造影检查中，在一部分见有纵行溃疡引起的偏侧性变形样表现，而在其他部位则多发与肠系膜附着部无关且不规则的肠道变形（**图 11b**）。后经基因分析为 *SLCO2A1* 基因突变阳性，判明为 CEAS。

本病例长期作为 Crohn 病的疑似病例被随访观察，在 X 线造影检查中有偏心性变形的表现也是长期进行随访观察的主要原因。当重新确认发病后早期的 X 线造影表现时，小肠病变与肠系膜附着侧无关且不规则地形成，被认为在CEAS是特征性的图像表现。

结语

CEAS虽然是一种罕见的遗传性疾病，但作为在小肠引起多发性溃疡的疾病的鉴别是非常重要的。如前所述，虽然提示了CEAS比较特征性的临床表现和消化道图像表现，但有时也存在呈现非典型性的表现而令人在诊断上苦思焦虑的病例。在这种情况下，消化道外证候的有无和*SLCO2A1*基因检查有时有助于诊断。非特异性多发性小肠溃疡症这一术语也有时被误用为泛指原因不明的小肠溃疡，期待今后CEAS能够被读者广泛认知，能够正确地被诊断。

参考文献

[1] 岡部治弥，崎村正弘．仮称"非特異性多発性小腸潰瘍症"．胃と腸 3:1539-1549, 1968.

[2] 崎村正弘．"非特異性多発性小腸潰瘍症"の臨床的研究—限局性腸炎との異同を中心として．福岡医誌 61:318-340, 1970.

[3] Matsumoto T, Nakamura S, Esaki M, et al. Endoscopic features of chronic nonspecific multiple ulcers of the small intestine: comparison with nonsteroidal anti-inflammatory drug-induced enteropathy. Dig Dis Sci 51:1357-1363, 2006.

[4] Esaki M, Umeno J, Kitazono T, et al. Clinicopathologic features of chronic nonspecific multiple ulcers of the small intestine. Clin J Gastroenterol 8:57-62, 2015.

[5] Umeno J, Hisamatsu T, Esaki M, et al. A hereditary enteropathy caused by mutations in the *SLCO2A1* Gene, encoding a prostaglandin transporter. PLoS Genet 11: e1005581, 2015.

[6] 日比紀文（研究代表者）.「腸管希少難病群の疫学，病態，診断，治療の相同性と相違性から見た包括的研究」平成25年度研究報告書．厚生労働科学研究費補助金難治性疾患等克服研究事業，2014.

[7] 梅野淳嗣，江﨑幹宏，平野敦士，他．非特異性多発性小腸潰瘍症/CEASの臨床像と鑑別診断．胃と腸 52:1411-1422, 2017.

[8] Matsumoto T, Iida M, Matsui T, et al. Chronic nonspecific multiple ulcers of the small intestine: a proposal of the entity from Japanese gastroenterologists to Western enteroscopists. Gastrointest Endosc 66:99-107, 2007.

[9] Umeno J, Esaki M, Hirano A, et al. Clinical features of chronic enteropathy associated with *SLCO2A1* gene: a new entity clinically distinct from Crohn's disease. J Gastroenterol 53:907-915, 2018.

[10] Hosoe N, Ohmiya N, Hirai F, et al. Chronic enteropathy associated with *SLCO2A1* gene [CEAS]-Characterisation of an enteric disorder to be considered in the differential diagnosis of Crohn's disease. J Crohns Colitis 11:1277-1281, 2017.

[11] 河内修司，蔵原晃一，川崎啓祐，他．ダブルバルーン小腸内視鏡にて病変を観察しえた非特異性多発性小腸潰瘍症の1例．胃と腸 49:1318-1325, 2014.

[12] 八尾恒良，岩下明德，平橋美奈子，他．臨床病理学的所見からみた非特異性多発性小腸潰瘍症—慢性出血性小腸潰瘍症．胃と腸 50:917-931, 2015.

[13] 梅野淳嗣，江﨑幹宏，河内修司，他．ばち指と皮膚肥厚所見を呈した非特異性多発性小腸潰瘍症の2例．胃と腸 51:1069-1076, 2016.

[14] 田邊寛，岩下明德．非特異性多発性小腸潰瘍症/CEASの臨床病理学的特徴と鑑別疾患．胃と腸 52:1431-1439, 2017.

[15] Uppal S, Diggle CP, Carr IM, et al. Mutations in 15-hydroxyprostaglandin dehydrogenase cause primary hypertrophic osteoarthropathy. Nat Genet 40:789-793, 2008.

[16] Zhang Z, Xia W, He J, et al. Exome sequencing identifies *SLCO2A1* mutations as a cause of primary hypertrophic osteoarthropathy. Am J Hum Genet 90:125-132, 2012.

[17] 新関寛德．非特異性多発性小腸潰瘍症/CEASの消化管外病変—肥厚性皮膚骨膜症．胃と腸 52:1445-1452, 2017.

[18] 石ヶ坪良明．腸管ベーチェット病診療ガイドライン平成21年度案—コンセンサス・ステートメントに基づく．石ヶ坪良明（研究代表者）．ベーチェット病に関する調査研究．厚生労働省科学研究費補助金難治性疾患克服研究事業，2010.

[19] Hisamatsu T, Ueno F, Matsumoto T, et al. The 2nd edition of consensus statements for the diagnosis and management of intestinal Behçet's disease: indication of anti-TNF α monoclonal antibodies. J Gastroenterol 49:156-162, 2014.

[20] 蔵原晃一，河内修司，川崎啓祐，他．小腸潰瘍の鑑別診断—X線診断を中心に．胃と腸 49:1267-1281, 2014.

[21] 鳥巣剛弘，岡本康治，鷲尾恵万，他．NSAIDs・LDA起因性下部消化管粘膜傷害の病態と内視鏡診断．胃と腸 51:442-449, 2016.

[22] Matsumoto T, Kudo T, Esaki M, et al. Prevalence of non-steroidal anti-inflammatory drug-induced enteropathy determined by double-balloon endoscopy: a Japanese multicenter study. Scand J Gastroenterol 43:490-496, 2008.

[23] 池田圭祐，岩下明德，田邊寛，他．NSAID起因性小腸病変の病理組織学的特徴と鑑別診断．胃と腸 46:137-143, 2011.

[24] 八尾隆史，蔵原晃一，大城由美，他．非ステロイド系抗炎症剤（NSAID）起因性腸病変の臨床病理学的特徴と病態．胃と腸 42:1691-1700, 2007.

[25] 松本主之，梅野淳嗣，江﨑幹宏，他．非特異性多発性小腸潰瘍症/CEASとプロスタグランジン腸症．胃と腸 52:1406-1410, 2017.

Summary

Non-neoplastic Disease of the Small Intestine
—Chronic Enteropathy Associated with the *SLCO2A1* Gene (CEAS)

Yuta Fuyuno[1], Junji Umeno, Atsushi Hirano, Yoshifumi Hori[2], Minako Fujiwara[2][3], Yuji Maehata[4], Hiroyuki Kobayashi[5], Shuji Kochi[6], Koichi Kurahara[7], Shigeyoshi Yasukawa[8], Fumihito Hirai[9][10], Takehiro Torisu[1], Motohiro Esaki[1][11]

CEAS (chronic enteropathy associated with the *SLCO2A1* gene) is a rare, intrac表, hereditary disease manifested by multiple small bowel ulcers with nonspecific pathological findings. Recent research has established CEAS as an autosomal recessive disorder caused by mutations in the *SLCO2A1* gene, which encodes a prostaglandin transporter. Lately, CEAS has been revealed as "the prostaglandin-associated enteropathy". Typically, CEAS presents multiple, longitudinal or curved, and shallow ulcers in the ileum but occasionally also presents ulcerative lesions in the stomach and the duodenum. Besides a clinical course and specific gastrointestinal findings, extraintestinal manifestations or a genetic test could facilitate the diagnosis of CEAS.

---

[1]Department of Medicine and Clinical Science, Graduate School of Medical Sciences, Kyushu University, Fukuoka, Japan.

[2]Department of Anatomic Pathology, Graduate School of Medical Sciences, Kyushu University, Fukuoka, Japan.

[3]Department of Health Science, Faculty of Medical Sciences, Kyushu University, Fukuoka, Japan.

[4]Maehata Clinic, Kagoshima, Japan.

[5]Institute of Gastroenterology, Fukuoka Sanno Hospital, Fukuoka, Japan.

[6]Institute of Gastroenterology, Chihaya Hospital, Fukuoka, Japan.

[7]Department of Gastroenterology, Matsuyama Red Cross Hospital, Matsuyama, Japan.

[8]Institute of Gastroenterology Tanushimaru Central Hospital, Kurume, Japan.

[9]Inflammatory Bowel Disease Center, Fukuoka University Chikushi Hospital, Chikushino, Japan.

[10]Department of Gastroenterology, Fukuoka University Chikushi Hospital, Chikushino, Japan.

[11]Department of Endoscopic Diagnostics and Therapeutics, Saga University Hospital, Saga, Japan.

小肠的非肿瘤性疾病

——肠道 Behcet 病 / 单纯性溃疡

梁井 俊一[1]
中村 昌太郎
川崎 启祐
佐藤 邦彦
赤坂 理三郎
鸟谷 洋右
朝仓 谦辅
漆久保 顺
乡内 贵弘
久米井 智
平井 南
山田 峻
上杉 宪幸[2]
菅井 有
松本 主之[1]

摘要●对临床诊断为肠道 Behcet 病或单纯性溃疡的 18 例病例的临床表现和肠病变进行了回顾性研究。在 2 例病例 8 号染色体三体呈阳性，均被诊断为单纯性溃疡。在所有病例中，在回盲部见有穿孔样溃疡，并伴有回肠病变。与在 8 号染色体三体阳性病例的回盲部见有穿孔样溃疡多发不同，在其他的 16 例中，有 8 例在回肠末端可见有凹陷性溃疡。在 2 例 8 号染色体三体阳性和 16 例 8 号染色体三体阴性病例中的 3 例见有空肠溃疡。以上结果提示，8 号染色体三体阳性病例的小肠病变和肠道 Behcet 病 / 单纯性溃疡的病变分布上可能有差异。

关键词 **肠道 Behcet 病　单纯性溃疡　8 号染色体三体　小肠内镜检查**

[1]岩手医科大学医学部内科学講座消化器内科消化管分野
〒020-8505盛岡市内丸19-1　E-mail : syanai@iwate-med.ac.jp
[2]同　病理診断学講座

前言

肠道 Behcet 病（Intestinal Behcet Disease，BD）和单纯性溃疡（Simple Ulcer，SU）是以回盲部的单发或多发溃疡为特征的疾病。虽然两种疾病一直是根据有无口腔、皮肤、阴部等肠道外症状来进行鉴别的，但现状是关于从肠道病变来看的两种疾病的异同还没有得到一致的见解。但是，由于气囊内镜和胶囊内镜等小肠内镜检查的普及，有人指出，两种疾病在肠道溃疡的分布上可能存在差异。

另一方面，近年来报道在合并骨髓增生异常综合征（Myelodysplastic Syndrome，MDS）的 BD 中，高比例伴有回盲部病变，在这些病例中被确认为染色体异常，8 号染色体三体呈阳性。因此，在本文中回顾性地分析了笔者等所经历的 BD/SU 病例的小肠内镜表现，并对 8 号染色体三体阳性小肠病变的特征进行了分析。

对象和方法

以 2007 年 1 月—2018 年 5 月期间在笔者所在科室诊断的 30 例 BD/SU 病例中，通过双气囊小肠镜或胶囊内镜检查评估了小肠病变的 18 例为对象。收集了这些病例的临床特征、内镜表现，以及与 8 号染色体三体相关的数据。BD 的诊断标准采用日本厚生劳动省的诊断标准，根据

表 1 研究对象的临床特征

性别	
男性	10
女性	8
平均发病年龄（范围）	48.1 岁（12～76 岁）
病型	
完全型 BD	1（6%）
不完全型 BD	7（39%）
BD 疑似	6（33%）
SU	4（22%）
内科治疗（有重复）	
5-ASA	7（39%）
类固醇	12（67%）
秋水仙碱	13（72%）
免疫调节药	9（50%）
抗 TNFα 抗体制剂	10（56%）
外科切除	7（39%）
既往史 / 并发症	
十二指肠溃疡穿孔	3（17%）
骨髓增生异常综合征	2（11%）
8 号染色体三体阳性	2（11%）

BD：intestinal Behcet disease，肠道 Behcet 病；SU：simple ulcer，单纯性溃疡；5-ASA：5-aminosalicylic acid，5- 氨基水杨酸；TNFα：tumor necrosis factor α，肿瘤坏死因子 α。

临床随访的临床症状进行大体分类，将完全型或不完全型 BD 作为确诊 BD（Definite BD，DBD），将怀疑 BD 作为疑似 BD（Suspected BD，SBD），将完全没有出现 BD 症候的作为 SU，并比较分析了各个病况的小肠病变。

接着，施行了骨髓细胞的染色体检查，将确认为 8 号染色体三体阳性的病例判定为 8 号染色体三体阳性小肠病变，并在 8 号染色体三体阳性小肠病变组和其以外的 2 组之间比较了临床诊断及小肠病变。

结果

1. BD 或 SU 及 8 号染色体三体的临床特征

作为本研究对象的 18 例的临床特征如**表 1** 所示。男性 10 例，女性 8 例，肠病变诊断时的平均年龄为 48.1 岁，接受平均 7.1 年的随访观察。临床诊断为 DBD 8 例（其中完全型 BD 1 例，不完全型 BD 7 例）、SBD 6 例、SU 4 例，主要症状为见有口腔炎 14 例、眼部症状 3 例、皮肤症状 8 例、阴部溃疡 7 例。作为治疗药物，同时或异时性地重复给予秋水仙碱（13 例）、5-ASA（7 例）、类固醇（12 例）、免疫调节药（9 例），以及抗肿瘤坏死因子 α（Tumor Necrosis Factor α，TNFα）抗体制剂（10 例）。

表 2 研究对象的病型和 8 号染色体三体阳性率

	BD（完全型/不完全型）（*n*=8）	疑似 BD（*n*=6）	SU（*n*=4）
性别			
男性	5	2	3
女性	3	4	1
平均年龄	51.4 岁	48.8 岁	56.8 岁
8 号染色体三体阳性	0（0）	0（0）	2（50）

在随访观察中，在 18 例中有 7 例（38.9%）被施行了肠道切除，其中有 2 例死亡。直接死因 1 例是感染性疾病。在随访过程中，1 例被确认为 8 号染色体三体阳性的 MDS，在另外的 1 例也被确认为 8 号染色体三体阳性。也就是说，18 例中有 2 例被认为是 8 号染色体三体阳性小肠病变。

18 例病例按不同病型类别的临床特征和 8 号染色体三体的阳性率如**表 2** 所示。临床诊断为 DBD 8 例、SBD 6 例、SU 4 例，诊断时的平均年龄为 SBD 最年轻，然后依次为 DBD、SU 的顺序。另外，被确认为 8 号染色体三体阳性的 2 例均被诊断为 SU，在 DBD 和 SBD 中无 8 号染色体三体阳性病例。

2. BD 或 SU 及 8 号染色体三体阳性小肠病变

对象病例的小肠及回盲部病变如**表 3** 所示。所有病例在回盲部均见有定型病变。在 DBD 和 SBD 病例，回盲部定型病变的发生部位和性状无明显差异，DBD 8 例中的 5 例和 SBD 6 例中的 2 例可见有回肠末端的凹陷较深的溃疡（**图 1**）。

表3 施行小肠内镜检查的18例的总结

病例	性别	年龄（岁）	病型	空肠病变	回肠病变	回盲部定型病变		8号染色体三体
						部位	性状	
1	男（M）	68	DBD（完全型）	多发溃疡	多发溃疡	TI、C	穿孔	不明
2	M	69	DBD（不完全型）	无	多发溃疡	TI、ICV	凹陷	不明
3	女（F）	36	DBD（不完全型）	多发溃疡	多发溃疡	TI	穿孔	不明
4	M	56	DBD（不完全型）	单发溃疡	单发溃疡	TI、C	凹陷	不明
5	F	12	DBD（不完全型）	不明	多发溃疡	TI、ICV、C	凹陷	不明
6	M	61	DBD（不完全型）	不明	单发溃疡	TI、ICV	凹陷	不明
7	M	69	DBD（不完全型）	无	多发溃疡	TI、C	穿孔	不明
8	F	37	DBD（不完全型）	无	多发溃疡	TI、ICV、C	凹陷	不明
9	M	51	SBD	无	多发溃疡	TI	凹陷	不明
10	F	20	SBD	不明	多发溃疡	TI	穿孔	不明
11	F	17	SBD	无	多发溃疡	TI	穿孔	不明
12	F	45	SBD	无	多发溃疡	TI、ICV	凹陷	不明
13	F	76	SBD	无	多发溃疡	TI、ICV	穿孔	不明
14	M	27	SBD	无	多发溃疡	TI、ICV、C	穿孔	不明
15	M	49	SU	无	多发溃疡	TI	穿孔	不明
16	M	58	SU	无	多发溃疡	TI、ICV、C	凹陷	阴性
17	F	49	SU	多发溃疡	多发溃疡	TI、C	穿孔	阳性
18	M	71	SU	多发溃疡	多发溃疡	TI、ICV、C	穿孔	阳性

BD：Intestinal Behcet Disease，肠道Behcet病；DBD：Definite BD，确诊BD；SBD：Suspected BD，疑似BD；SU：Simple Ulcer，单纯性溃疡；TI：Terminal Ileum，回肠末端；ICV：Ileocecal Valve，回盲瓣；C：Cecum，盲肠。

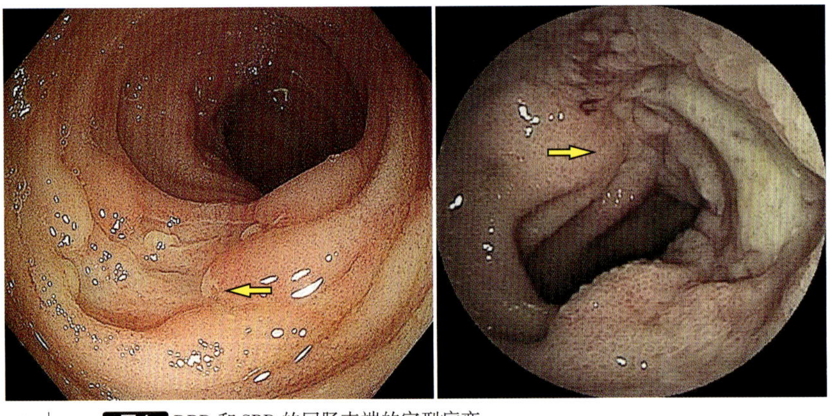

a | b

图1 DBD和SBD的回肠末端的定型病变。
a DBD［**病例8**］。在回肠末端见有凹陷性溃疡（黄色箭头所指）。
b SBD［**病例12**］。在回肠末端见有凹陷性溃疡（黄色箭头所指）。

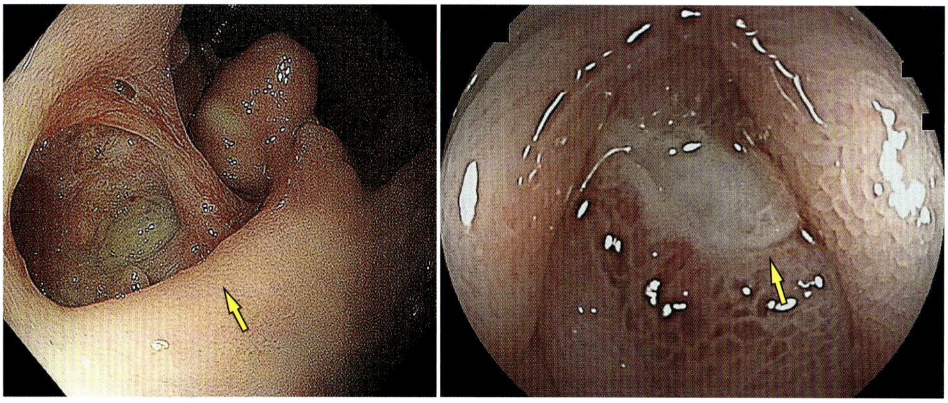

a | b

图2 SU 的定型病变。

a SU［**病例 16**］。在回盲瓣附近见有凹陷性溃疡（黄色箭头所指）。

b SU［**病例 17**］。在回肠末端见有穿孔样溃疡（黄色箭头所指）。

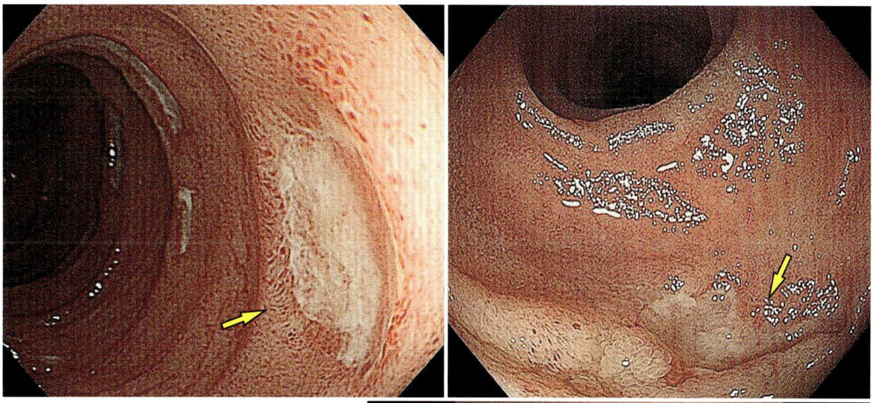

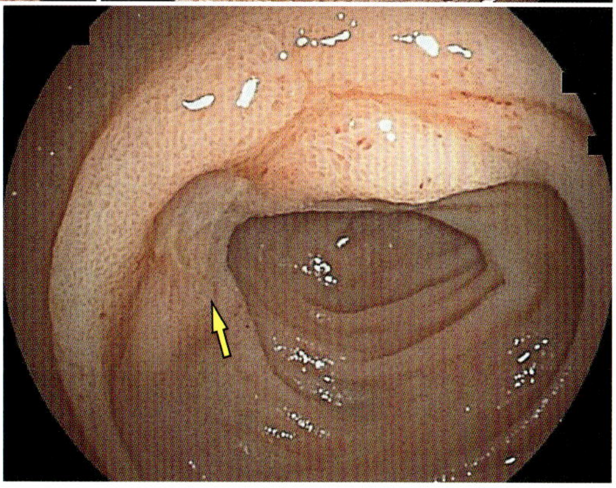

a | b
c

图3 回肠病变。

a DBD［**病例 5**］。在回肠见有多发溃疡（黄色箭头所指）。

b SBD［**病例 13**］。在回肠见有穿孔样溃疡（黄色箭头所指）。

c SU［**病例 17**］。在回肠见有穿孔样溃疡（黄色箭头所指）。

与此不同，在 SU 病例，1 例见有回盲瓣附近的凹陷性溃疡（**图 2a**），在全部病例见有回肠末端的穿孔样溃疡（**图 2b**）。

在全部 18 例病例见有回肠病变。其性状无明显差异，观察到圆形或不规则形边缘清晰的溃疡（**图 3**）。

在 18 例中只有 5 例（不明 3 例）见有空肠病变。所有的病变都作为圆形或不规则形的穿凿样溃疡被观察到（**图 4**）。5 例中为 DBD 3 例，SU 2 例。观察空肠病例中的空肠病变的阳性率为：DBD **病例 6** 例中的 3 例（50%），SU **病例 4** 例中的 2 例（50%），在 SBD 病例空肠病变为阴

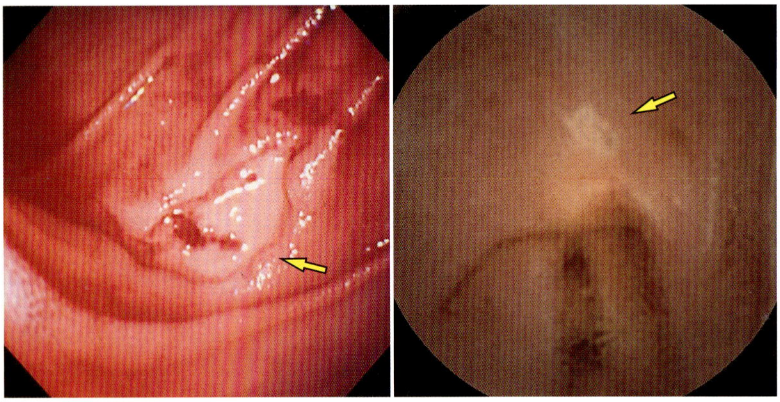

a | b

图4 空肠病变。

a DBD［**病例 3**］。在空肠见有溃疡（黄色箭头所指）。

b DBD［**病例 4**］。在空肠见有单发溃疡（黄色箭头所指）。

性。空肠病变呈阳性的 SU 病例均为 8 号染色体三体阳性。

3. 8 号染色体三体阳性小肠病变

［**病例 17**］50 多岁，女性（在文献 10 中已报道的病例）。40 多岁时被诊断为 8 号染色体三体阳性的 MDS，为随访观察中。49 岁时以腹痛为契机接受了结肠镜检查，被指出在回盲部有穿孔样溃疡（**图 5a**）。57 岁时，回盲部溃疡呈恶化趋势，在回肠和空肠发现了多发溃疡（**图 5b、c**）。在活检组织病理像中未发现特异性的炎症和血管炎（**图 5d**）。整个随访过程中没有出现 BD 症候，对秋水仙碱、免疫调节剂、抗 TNFα 抗体制剂的治疗呈耐受经过。

［**病例 18**］70 多岁，男性。主诉食欲下降，体重减轻。无非甾体类抗炎药（Nonsteroidal Anti-Inflammatory Drugs，NSAIDs）服药史和近亲结婚的家族史。在血液检查中由于见有低白蛋白血症、贫血、炎症反应升高，因此接受了结肠镜检查，指出在回盲部和整个大肠有多发溃疡（**图 6a**）。在小肠内镜检查中，在全部小肠见有多发的穿孔样溃疡（**图 6b、c**）。在活检组织病理像中，停留在轻度炎性细胞浸润阶段，未发现特异性的表现（**图 6d**）。根据以上结果诊断为 SU；施行了骨髓穿刺，结果确认为 8 号染色体三体阳性（**图 6e**）。虽然通过用类固醇暂时得到改善，但此后对治疗产生了耐药性。

讨论

一直以来，将回盲部的穿凿样溃疡作为 BD/SU 的特征性表现。但是，近年来随着小肠内镜检查的普及，显示小肠的患病率也很高。作为利用胶囊内镜的研究，Hamdulay 等报道，11 例 BD 中有 10 例小肠病变为阳性；Neves 等报道，10 例全部为小肠病变阳性。在松本等的胶囊内镜或气囊内镜的研究中，15 例 BD 或 SU 中的 5 例为小肠病变呈阳性。像这样，认为 BD 或 SU 的小肠病变高比例发生，因此必须对这些疾病的小肠进行评估。

另一方面，近年来已明确在 8 号染色体三体阳性的 MDS 病例并发回盲部溃疡，其与 BD 或 SU 的关系引起了人们的关注。根据 Tada 等的文献报道病例的分析，在 BD 和 MDS 合并的 45 例中有 39 例（86.7%）被确认为 8 号染色体三体；并且在 8 号染色体三体阳性病例的半数以上确认有消化道溃疡。根据报道的 MDS 病例的 8 号染色体三体阳性率为 5% ~ 10%，可以说 BD 和 MDS 合并病例的 8 号染色体三体阳性率极高。根据 Kimura 等的回顾性研究，在 8 例 8 号染色体三体阳性 MDS 病例中，有 3 例发现了多发消化道溃疡，但在 38 例 8 号染色体三体阴性 MDS

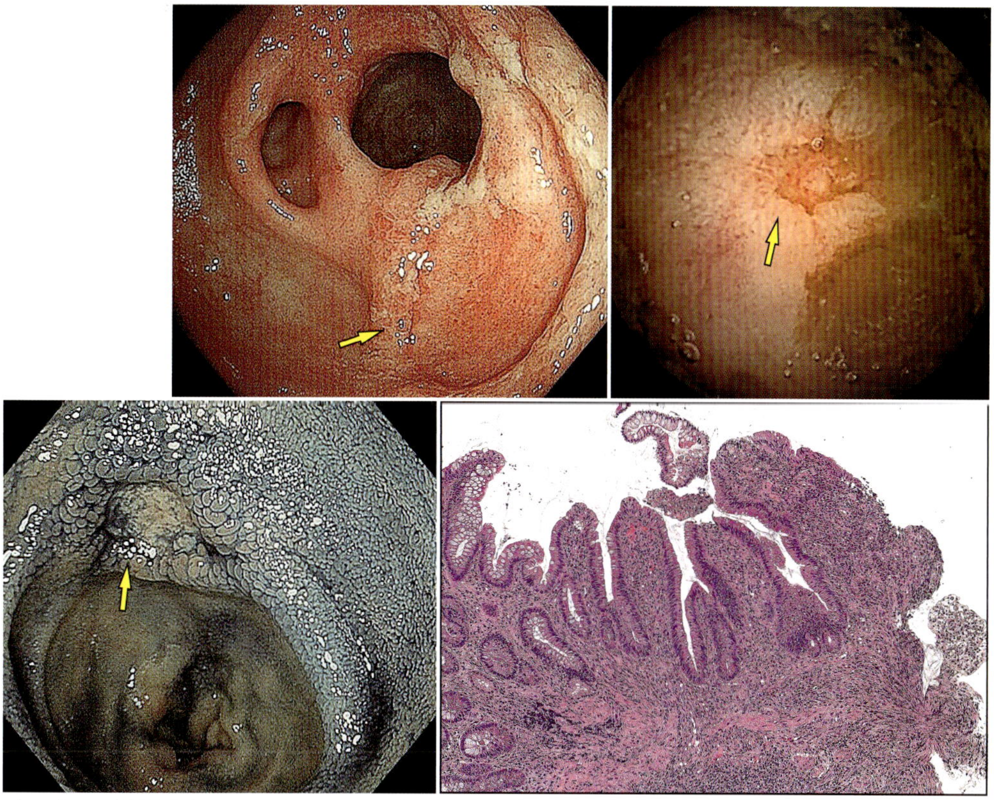

a	b
c	d

图5 **[病例17]**8号染色体三体阳性病例。
a 沿回盲部见有穿孔样溃疡（黄色箭头所指）。
b 在空肠见有穿孔样溃疡（黄色箭头所指）。
c 在回肠见有溃疡（黄色箭头所指）。
d 从回肠的溃疡边缘取材的活检组织标本。在溃疡底部见有肉芽组织和再生上皮。在间质中见有包括中性粒细胞浸润在内的炎性细胞浸润。未发现包括类上皮肉芽肿在内的特异性炎症。

中，没有发现消化道病变。东亚各国也报道了同样的见解，可以说8号染色体三体与消化道溃疡有关的可能性极高。

作为8号染色体三体阳性小肠病变，吉田等指出，在距回盲瓣20～40 cm的回肠下段，见有伴发红的浅表溃疡和边界清晰的类圆形溃疡等病程不同的多发溃疡。同样，Kawano等以及Kimura等也指出，在与BD合并的8号染色体三体阳性MDS病例中见有从回肠下部到回肠末端的边界清晰的穿凿样的多发溃疡。另一方面，据报道在BD和8号染色体三体阳性合并的剖检病例中，在空肠也发生穿凿样的多发溃疡。如上所述，可以认为8号染色体三体阳性小肠病变的典型表现是发生于从空肠到回肠广泛范围的穿凿样溃疡。通过对笔者所经历病例的分析，明确了8号染色体三体阳性小肠溃疡与BD和MDS的病况分开发生或异时性发生。

在笔者所经历的病例中，很难鉴别8号染色体三体阳性小肠病变和BD的小肠病变。但是，在所经历的18例中，只有3例进行了8号染色体三体的检查，不能否定在其他病例有合并8号染色体三体阳性的可能性。另一方面，当着眼于回盲部病变时，相对于8号染色体三体阳性的2例仅限于穿凿样溃疡样表现，在BD病例有呈凹陷性溃疡的趋势。文献上，作为8号染色体三体的回盲部病变，所谓的“凹陷性溃疡”的记载很少。今后，在讨论BD、SU以及8号染色体三体阳性小肠病变的异同时，以回盲部病变为中心进

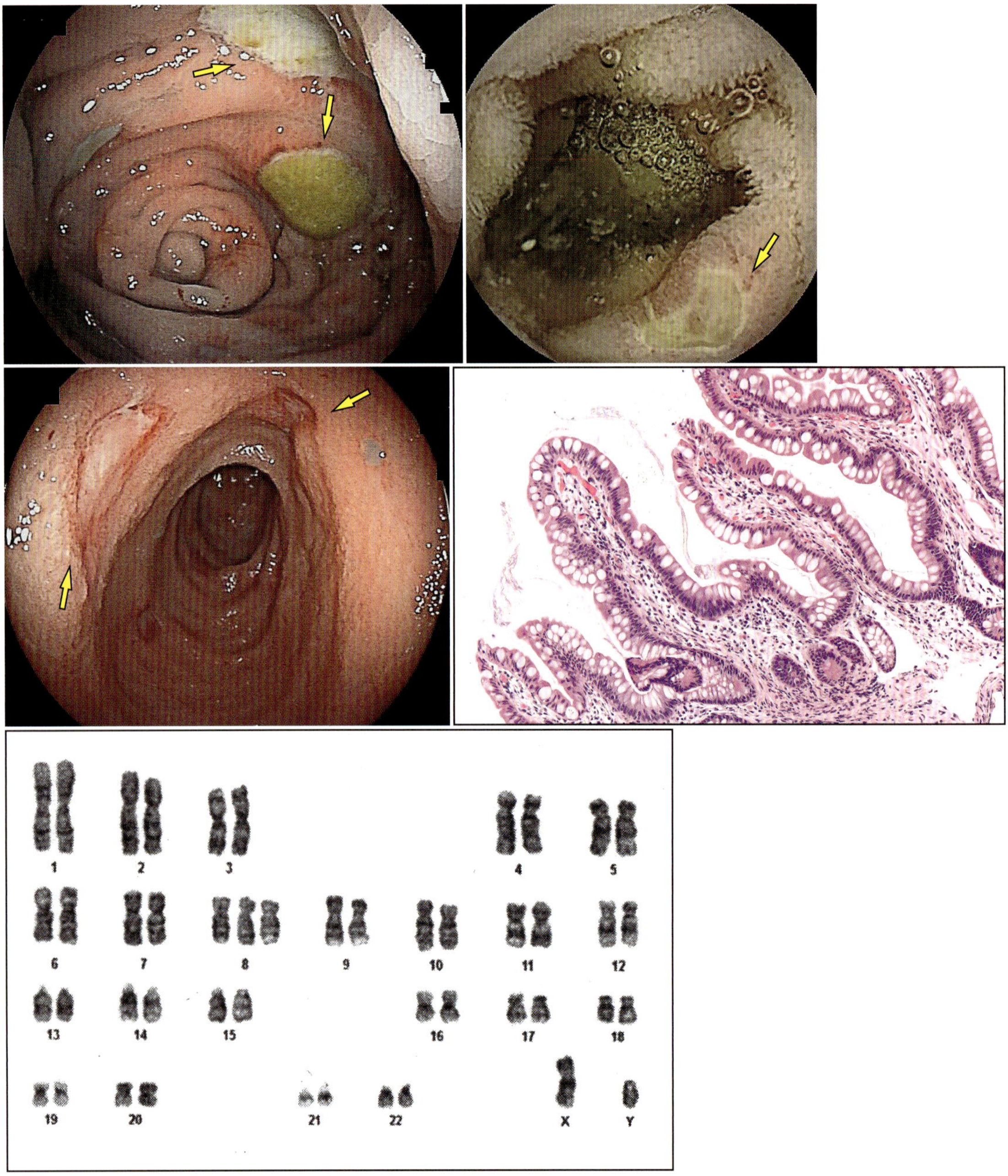

a	b
c	d
e	

图6 **[病例 18]** 8 号染色体三体阳性病例。

a 在盲肠的阑尾开口附近发现 2 处溃疡（黄色箭头所指）。

b 在空肠见有穿凿样溃疡（黄色箭头所指）。

c 在回肠发现多个边缘清晰的浅表溃疡性病变（黄色箭头所指）。

d 在回肠的活检组织标本见有轻度的炎性细胞浸润，但未发现明显的肉芽肿、血管炎、核内涵体。

e 在染色体检查中见有 3 个 8 号染色体，8 号染色体三体得到了确认。

行研究是很重要的。

除了BD和SU以外，作为8号染色体三体阳性小肠溃疡的鉴别疾病，可以举出有NSAIDs相关性溃疡、IgA血管炎和嗜酸性肉芽肿性血管炎等血管炎综合征、巨细胞病毒感染性疾病。因为在这些疾病的愈合期多观察到圆形或不规则形溃疡，所以需要注意。因此，在鉴别小肠溃疡病时，必须仔细确认病史和随访。这其中，在血管炎综合征患者，有无消化道外症状和急性水肿性小肠病变对疾病的鉴别是很重要的；在药物相关性疾病和感染性疾病患者，病史和活检组织的确认对疾病的鉴别是有帮助的。

结语

在本文中，对笔者所经历的BD和SU病例进行了回顾性分析，提示了8号染色体三体阳性小肠病变。今后，作为BD和SU的关联或类似疾病，有必要着眼于与8号染色体三体的相关性，阐明其病况。

参考文献

[1] Yamamoto H, Sekine Y, Sato Y, et al. Total enteroscopy with a nonsurgical steerable double-balloon method. Gastrointest Endosc 53:216-220, 2001.

[2] Iddan G, Meron G, Glukhovsky A, et al. Wireless capsule endoscopy. Nature 405:417, 2000.

[3] Hamdulay SS, Chheent K, Ghosh C, et al. Wireless capsule endoscopy in the investigation of intestinal Behçet's syndrome. Rheumatology (Oxford) 47:1231-1234, 2008.

[4] Neves FS, Fylyk SN, Lage LV, et al. Behçet's disease: clinical value of the video capsule endoscopy for small intestine examination. Rheumatol Int 29:601-603, 2009.

[5] 松本主之，江﨑幹宏，久保倉尚哉，他. 腸管Behçet病と単純性潰瘍. 胃と腸 46:1007 1015, 2011.

[6] Tada Y, Koarada S, Haruta Y, et al. The association of Behçet's disease with myelodysplastic syndrome in Japan: a review of the literature. Clin Exp Rheumatol 24:S115-119, 2006.

[7] Kimura S, Kuroda J, Akaogi T, et al. Trisomy 8 involved in myelodysplastic syndromes as a risk factor for intestinal ulcers and thrombosis. Behçet's syndrome. Leuk Lymphoma 42:115-121, 2001.

[8] Ahn JK, Cha HS, Koh EM, et al. Behcet's disease associated with bone marrow failure in Korean patients: clinical characteristics and the association of intestinal ulceration and trisomy 8. Rheumatology (Oxford) 47:1228-1230, 2008.

[9] Shen Y, Ma HF, Luo D, et al. High incidence of gastrointestinal ulceration and cytogenetic aberration of trisomy 8 as typical features of Behçet's disease associated with myelodysplastic syndrome: a series of 16 consecutive Chinese patients from the Shanghai Behçet's disease database and comparison with the literature. Biomed Res Int 2018:8535091, 2018.

[10] Yanai S, Nakamura S, Kawasaki K, et al. Multiple colonic ulcers associated with trisomy 8: serial changes in colonoscopic findings. Clin J Gastroenterol 9:298-301, 2016.

[11] 吉田篤史，遠藤豊，上野文昭. Trisomy 8を伴った骨髄異形成症候群に合併した小腸潰瘍. Gastroenterol Endosc 57:170-171, 2015.

[12] Kawano S, Hiraoka S, Okada H, et al. Clinical features of intestinal Behçet's disease associated with myelodysplastic syndrome and trisomy 8. Acta Med Okayama 69:365-369, 2015.

[13] Kimura M, Tsuji Y, Iwai M, et al. Usefulness of adalimumab for treating a case of intestinal Behçet's disease with trisomy 8 myelodysplastic syndrome. Intest Res 13:166-169, 2015.

[14] 鍔田利恵子，鈴木文仁，杉原毅彦，他. 腸管Behcet病に仙腸関節炎および第8トリソミーを伴う骨髄異形成症候群(RAEB-t)を合併した一剖検例. 日臨免疫会誌 28:48-55, 2005.

[15]「ベーチェット病に関する調査研究」平成21年度研究報告書. 厚生労働科学研究費補助金難治性疾患克服対策研究事業, 2010.

[16] Haase D, Germing U, Schanz J, et al. New insights into the prognostic impact of the karyotype in MDS and correlation with subtypes: evidence from a core dataset of 2124 patients. Blood 110:4385-4395, 2007.

[17] Greenberg P, Cox C, LeBeau MM, et al. International scoring system for evaluating prognosis in myelodysplastic syndromes. Blood 89:2079-2088, 1997.

Summary

Intestinal Lesions in Patients with Behçet Disease, Simple Ulcer, and Trisomy 8

Shunichi Yanai[1], Shotaro Nakamura, Keisuke Kawasaki, Kunihiko Sato, Risaburo Akasaka, Yosuke Toya, Kensuke Aasakura, Jhun Urushikubo, Takahiro Gonai, Tomo Kumei, Minami Hirai, Shun Yamada, Noriyuki Uesugi[2], Tamotsu Sugai, Takayuki Matsumoto[1]

This study retrospectively investigated clinical characteristics and intestinal lesions in 18 patients with intestinal Behçet disease and simple ulcer. We observed two cases of trisomy 8. All 18 patients had an ulcer in the ileocecal area and ileal lesions. While patients with trisomy 8 had multiple punched-out ulcers in the ileocecal lesion, eight cases in another 16 patients had a deep ulcer in the terminal ileum. Furthermore, five patients had jejunal lesions, including two with trisomy 8 and 3 with intestinal Behçet disease. This study suggests that trisomy 8-associated enteritis might be distinct from intestinal Behçet disease and simple ulcer.

[1]Division of Gastroenterology, Department of Internal Medicine, Iwate Medical University, Morioka, Japan.

[2]Department of Molecular Diagnostic Pathology, Iwate Medical University, Morioka, Japan.

小肠的非肿瘤性疾病

——巨细胞病毒（CMV）小肠炎的临床表现和内镜表现

佐野 弘治[1]
大川 清孝
中内 脩介
小野 洋嗣
宫野 正人
川村 悦史
上田 涉
青木 哲哉
山口 誓子
仓井 修
大庭 宏子[2]
末包 刚久[3]
平田 直人
石井 真美[4]
福岛 裕子
井上 健

摘要●就笔者亲身经历的7例巨细胞病毒（CMV）小肠炎的临床表现和内镜表现，与53例CMV大肠炎进行了比较研究。患病部位为空肠1例，回肠6例。CMV小肠炎与CMV大肠炎相比，在有绝对免疫功能不全的患者中比例高的趋势。CMV小肠炎的临床症状多为出血和腹痛，在CMV大肠炎则多为出血和腹泻。与CMV大肠炎相比，在CMV小肠炎见有大量出血和穿孔多的趋势。CMV小肠炎的急诊手术率为43%，比CMV大肠炎的9%比例高。CMV小肠病变多为环状趋势溃疡和不规则形溃疡，在CMV大肠病变则为多的类圆形溃疡较少。作为有必要与CMV小肠炎相鉴别的疾病，有肠结核、NSAIDs相关性肠炎、血管炎、肠道Behcet病等。

关键词 巨细胞病毒（CMV） CMV小肠炎 CMV大肠炎 肠结核 血管炎

[1]大阪市立十三市民病院消化器内科
〒532-0034大阪市淀川区野中北2丁目12-27 E-mail : k.j.sano@nifty.com
[2]大阪市立弘済院附属病院内科
[3大阪市立総合医療センター消化器内科
[4]同 病理部

前言

近年来，由于获得性免疫缺陷综合征（Acquired Immuno-Deficiency Syndrome，AIDS）的增加、脏器移植的增加、以及对恶性肿瘤的强力的化学疗法的普及等，免疫功能不全患者在不断增加。与之相伴的是被诊断为巨细胞病毒(Cytomegalovirus）肠炎的病例也在增加。

从文献来看，与CMV大肠炎相比，CMV小肠炎的比例较高，预后也不好。笔者认为，这可能是由于大肠病变更容易在早期被发现的缘故，所以事先了解CMV小肠炎的临床表现和内镜表现是非常重要的。

在本文中，以笔者亲身经历的病例为基础，与CMV大肠炎进行比较的同时，探讨CMV小肠炎的临床表现和内镜表现的特征。

对象和方法

以笔者等在下面时间段（在大阪市立综合医疗中心于1996年1月—2017年3月，在大阪市立十三市民医院于2011年4月—2017年3月，在大阪市立住吉市民医院于2010年4月—2011年3月）诊断为CMV肠炎的70例为研究对象。CMV肠炎定义为：患病部位位于空肠－

大肠，而不管有无食管－十二指肠病变。CMV小肠炎是指在除十二指肠以外的小肠有病变的病例；CMV大肠炎是指在大肠有病变的病例。为了明确CMV小肠炎的临床表现和内镜表现，就性别、年龄、基础疾病、临床症状、手术的有无和理由、确定诊断方法、治疗、患病部位、内镜表现等进行了分析。作为对照，对CMV大肠炎进行了同样的研究，并进行了与CMV小肠炎之间的比较。

CMV肠炎患者大多全身状态不好，即使是施行了结肠镜检查（Colonoscopy，CS）的病例，能够观察到回肠末端或盲肠的病例也很少，在笔者等经历的病例中也只有约半数。在CS中，即使能够进行小肠观察，也大多只是回肠末端。另外，在诊断为CMV小肠炎的7例中还有3例是急诊手术病例，未能确认有无大肠炎。为此，本研究说到底是在这样条件下的按患病部位进行的研究。

关于基础疾病，将AIDS、脏器移植后、服用类固醇/免疫抑制药、服用抗癌药或晚期癌/恶性淋巴瘤的情况定义为绝对免疫功能不全。另一方面，将因慢性肾功能衰竭而在透析中、手术后、需要集中管理的重症疾病等定义为相对免疫功能不全。关于内镜表现，由于在CMV小肠炎能够进行内镜观察的病例较少，所以比较了所有病例的小肠病变的内镜表现和大肠病变的内镜表现。

关于确定诊断方法，在活检和手术标本，如果通过HE染色证明有核内内涵体和通过免疫组织化学染色证明有CMV抗原，仅凭这些就可确定诊断为CMV肠炎。在通过临床表现和内镜表现怀疑为CMV肠炎，并且血CMV抗原（Antigenemia）呈阳性或血液CMV-DNA或黏膜CMV抗原呈阳性的情况下，也可确定诊断。此外，将血液CMV-DNA在1000 copy/μgDNA以上作为阳性。在通过临床表现和内镜表现怀疑为CMV肠炎，并且在血液CMV-IgM水平升高和CMV检查呈阴性的情况下，只在用CMV治疗药物好转的情况下作为确诊诊断。

CMV肠炎共有70例，其中CMV小肠炎7例，CMV大肠炎53例，CMV小肠大肠炎10例。

结果

结果如**表1**所示。

1. 性别和年龄

关于性别，在CMV小肠炎，7例全部为男性；在CMV大肠炎，男性为32例，女性为21例。

关于年龄，在CMV小肠炎为38～77岁（中值69）岁，在CMV大肠炎为4～93岁（中值64）岁。

2. 基础疾病

在CMV小肠炎，7例中有6例是绝对免疫功能不全，其中AIDS 2例、服用类固醇2例、服用抗癌药2例。剩下的1例为无基础疾病。

另一方面，在53例CMV大肠炎中，绝对免疫功能不全为34例，相对免疫功能不全为15例，无基础疾病为4例。在绝对免疫不全病例中，AIDS 15例、脏器移植后4例、服用类固醇/免疫抑制药6例、服用抗癌药或晚期癌/恶性淋巴瘤9例。在相对免疫不全病例中，因慢性肾功能不全而透析中2例、手术后2例、需要集中管理的重症患者11例。需要集中管理的重症患者的疾病有意识障碍5例、急性肾功能不全4例、重症外伤2例、败血症2例、间质性肺炎2例、化脓性胆管炎1例、弥散性血管内凝血（DIC）1例、重症心脏病2例、脱水症1例。无基础疾病的4例中有3例是高龄者，1例是40多岁。

3. 临床症状、手术的有无和理由

CMV小肠炎的临床症状为出血4例、腹痛4例、腹泻2例。出血的4例均为大量出血。另外，腹痛的3例进行了穿孔（回肠）急诊手术，其中2例最初出现大量出血，短时间随访观察后穿孔，转为手术。手术率为43%，急诊手术率也相同。

CMV大肠炎的临床症状为出血28例、腹泻23例、腹痛7例、发热7例。出血的28例中有9例（32%）为大量出血。施行手术的6例为：大肠穿孔3例，因出血内镜止血困难2例，治疗后的大肠狭窄1例。手术率为11%，急诊手术

表1 CMV小肠炎、CMV大肠炎的比较

	CMV小肠炎	CMV大肠炎
病例数*	7例	53例
性别（男：女）	7：0	32：21
年龄（中值）	38～77岁(69岁)	4～93岁(64岁)
基础疾病		
绝对免疫功能不全	6例（AIDS 2例、服用类固醇2例、服用抗癌药物2例）	34例（AIDS 15例，脏器移植后4例、服用类固醇/免疫抑制药6例、服用抗癌药或晚期癌/恶性淋巴瘤9例）
相对免疫功能不全		15例（因慢性肾功能不全而透析中2例，手术后2例、需要集中管理的重症患者11例）
无基础疾病	1例	4例
临床症状		
出血	4例	28例
腹泻	2例	23例
腹痛	4例	7例
发热		7例
手术	腹痛过程中有3例因穿孔（回肠）而急诊手术	大肠穿孔3例、出血而内镜止血困难2例、治疗后的大肠狭窄1例，施行手术
手术率	43%	11%
急诊手术率	43%	9%
确定诊断方法		
组织学检查	5例（手术标本3例）	36例（手术标本5例）
CMV抗原血症	1例	6例
血液CMV-DNA	1例	3例
黏膜CMV-DNA		6例
通过诊断性治疗确定诊断		2例
内镜下活检阳性率	50%	73%(45例)
治疗	手术后抗CMV药治疗2例 抗CMV药治疗4例 不给予抗CMV药物，只停用抗癌药物1例	抗CMV药治疗43例 抗CMV给治疗+手术5例 手术1例 无治疗4例
预后		
好转	5例	43例
死亡	2例	8例
转归不明		2例
抗CMV药的有效率	67%(4/6)	83%(40/48)
患病部位**	空肠1例、回肠6例	盲肠14例、升结肠14例、横结肠17例、降结肠14例、乙状结肠10例、直肠14例
内镜表现†	可内镜观察小肠的13例	可内镜观察大肠的60例
环状溃疡	10例	21例
不规则形溃疡	7例	37例
类圆形溃疡	3例	38例
带状溃疡	1例	11例
纵行溃疡	1例	8例
阿弗他溃疡	1例	8例

*：在小肠、大肠均发现病变的CMV小肠大肠炎有10例。

**：通过结肠镜检查（CS）的观察范围为：全大肠26例、至横结肠4例、至乙状结肠13例、至直肠7例。CMV大肠炎的患病部位显示观察全大肠的26例。

†：也包括在小肠、大肠均发现病变的CMV小肠大肠炎。

AIDS：Acquired Immunodeficiency Syndrome，获得性免疫缺陷综合征。

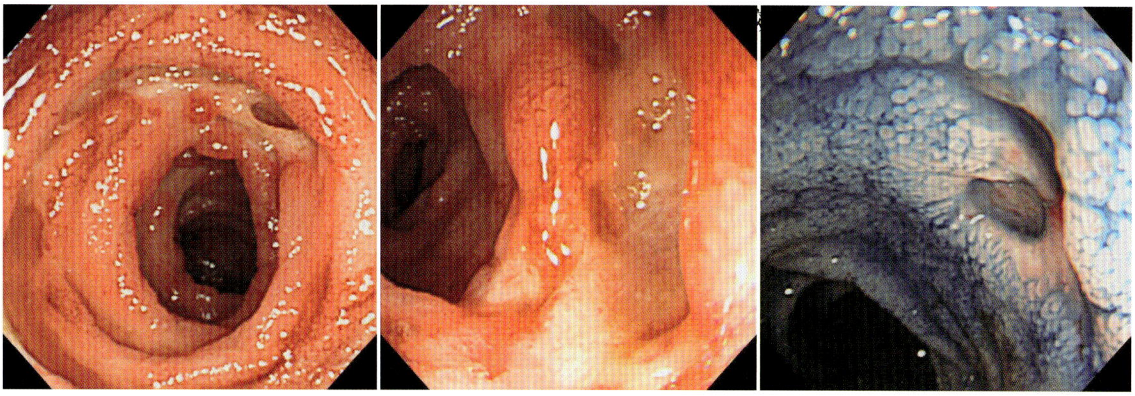

a | b | c

图1 **[病例1]** CMV小肠炎的内镜像。在回肠末端可见环状溃疡（**a**，**b**）和穿孔样类圆形溃疡（**c**）。还可见二级台阶样溃疡（**a**）。

4. 确定诊断方法

关于CMV小肠炎，经病理组织学检查确定诊断5例（通过手术标本3例），根据CMV抗原血症确定诊断1例，根据血液CMV-DNA确定诊断1例。内镜下的活检阳性率为50%。

关于CMV大肠炎，经组织检查确定诊断36例（通过手术标本5例），根据血液中CMV抗原确定诊断6例，根据血液CMV-DNA确定诊断3例，根据血液CMV-DNA确定诊断6例。CMV-IgM高值的1例和CMV检查呈阴性的1例通过诊断性治疗确诊。对45例施行了内镜下活检，活检阳性率为73%，为较高的比例。

5. 治疗和预后

在CMV小肠炎，手术后给予抗CMV药2例，病情好转。仅给予抗CMV药有4例，其中2例无效、2例好转。见有1例病例未给予抗CMV药而只通过停用抗癌药治疗后病情好转的病例。关于预后，2例死亡、5例好转。抗CMV药的有效率为67%（使用的6例中4例有效）。

在CMV大肠炎，只给予抗CMV药43例、给予抗CMV药+手术5例（其中因给予抗CMV药而狭窄行手术1例，因给予抗CMV药而大量出血止血困难行手术2例，因穿孔通过手术确定诊断后给予抗CMV药2例）、手术1例、无治疗4例。关于预后，好转43例、死亡8例、转归不明2例。抗CMV药的有效率为83%（使用48

6. 患病部位

CMV小肠炎的患病部位为空肠1例，回肠6例。

CMV大肠炎的通过CS的观察范围为：整个大肠26例，到横结肠4例，到乙状结肠13例、到直肠7例。观察整个大肠的26例的患病部位为：盲肠14例、升结肠14例、横结肠17例、降结肠14例、乙状结肠10例、直肠14例。

7. 内镜表现

在CMV肠炎，能够对小肠进行内镜观察的为13例（包括CMV小肠大肠炎在内）：环状趋势溃疡10例、不规则形溃疡7例、类圆形溃疡3例、带状溃疡1例、纵行溃疡1例、阿弗他溃疡1例。

在CMV肠炎，能够对大肠进行内镜观察的为60例（包括CMV小肠大肠炎在内）：类圆形溃疡38例、不规则形溃疡37例、环状趋势溃疡21例、带状溃疡11例、纵行溃疡8例、阿弗他溃疡8例。

病例

[病例1] 70多岁，男性。因为喉癌正在内服抗癌药。由于大量血便，施行了CS，在回肠末端发现有穿孔样类圆形溃疡和环状趋势溃疡（**图1**）。活检为阴性，血液CMV抗原为阴性，但血液CMV-DNA为阳性，诊断为CMV小肠炎。

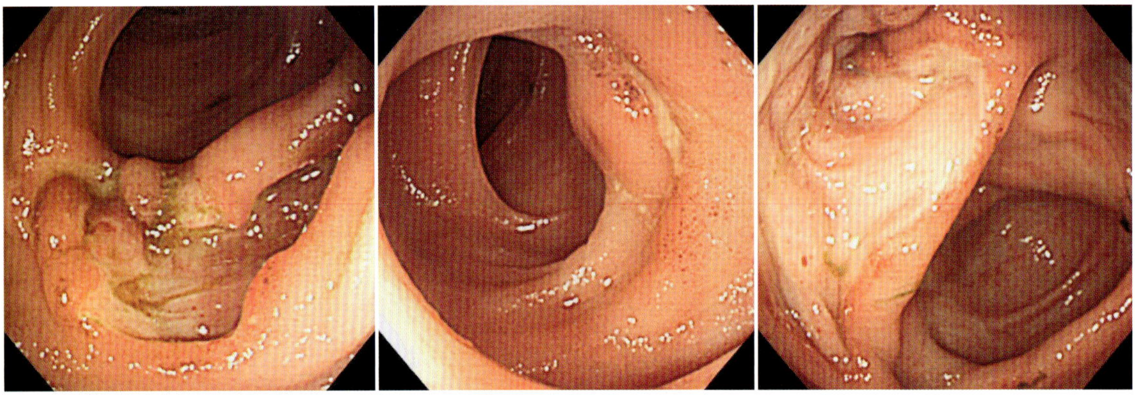

a	b	c

图2 **[病例 2]** CMV 小肠炎的内镜像。在回肠末端可见穿孔样不规则形溃疡（**a**）、环状趋势溃疡（**b**），还可见与回盲瓣一致的类圆形溃疡（**c**）。

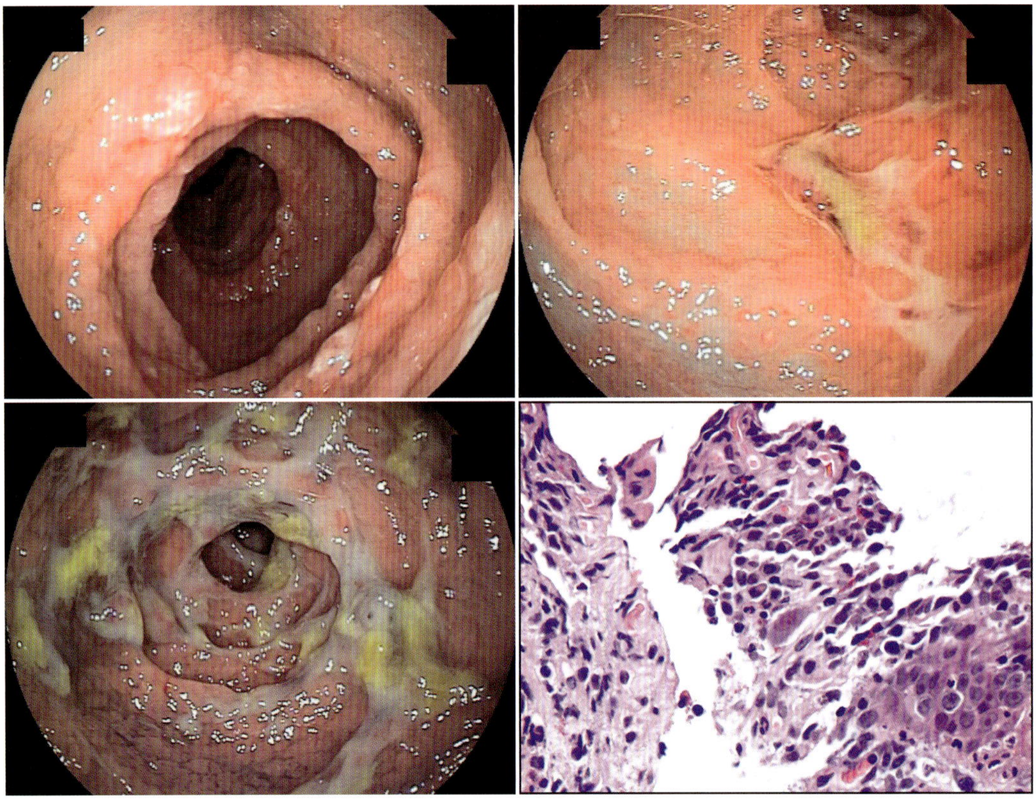

a	b
c	d

图3 **[病例 3] a ~ c**：CMV 小肠炎的内镜像。在空肠上部可见不规则形溃疡的环状排列（**a**），从空肠中部到下部可见边缘不规则的纵行溃疡（**b**）和表浅的全周性地图状不规则形溃疡（**c**）。**d**：活检组织病理像。可以看到核内涵体。

虽然未给予抗 CMV 药物，但只停用了抗癌药物全身状态即得到改善，没有服用抗 CMV 药物而病情好转。

［**病例 2**］50 多岁，男性。因成人 T 细胞性白血病 / 淋巴瘤（ATLL）而被给予抗癌药物。由于大量血便，施行了 CS，从回肠到回盲瓣见有穿凿样不规则形溃疡、环状趋势溃疡、类圆形溃疡（**图 2**）。活检为阴性，但血液 CMV 抗原为阳性，诊断为 CMV 小肠炎。该病例即使给予了抗 CMV 药物血便也无法止住，无效。

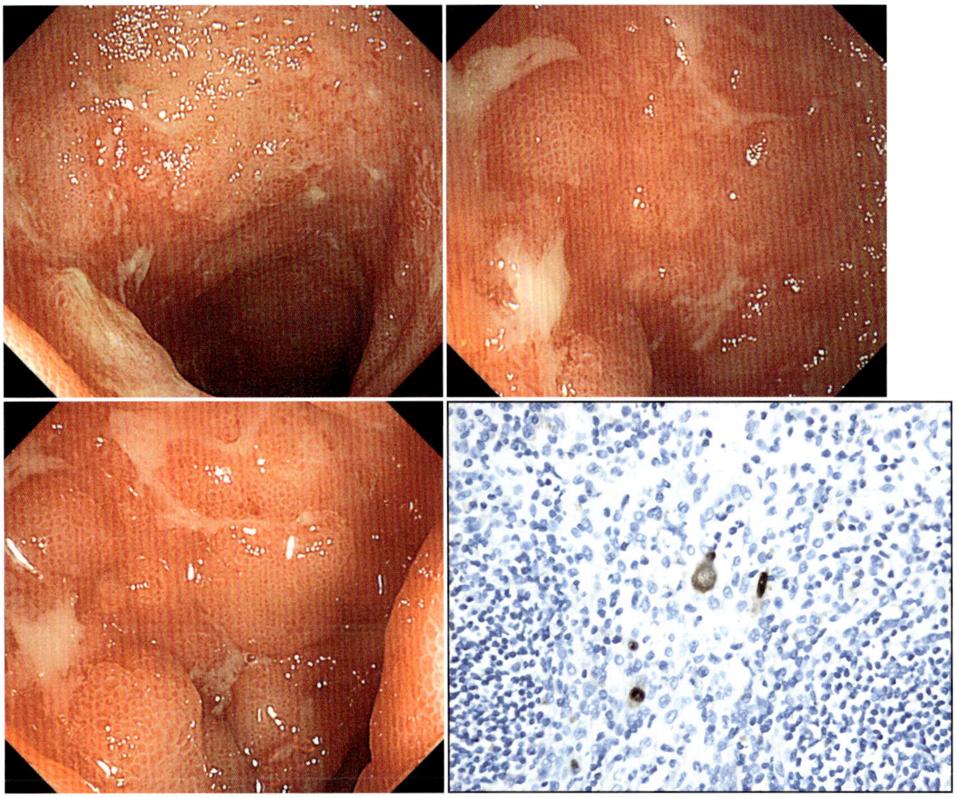

a b
c d

图4 **[病例 4] a ~ c：** CMV 大肠炎的内镜像。在回肠末端散在有较浅的不规则形溃疡。
d： 活检组织病理像。通过 CMV 免疫染色可看到阳性细胞。

［**病例 3**］70 多岁，男性。因扩张型心肌病、高血压而正在治疗中。因呕吐、黑色腹泻、剑突痛而就诊，通过腹部 CT 怀疑为小肠梗阻。虽然见有胃溃疡，但在 CS 中回肠末端和大肠无异常。由于在经口小肠 X 线造影检查中发现有几处小肠狭窄，所以施行了经口小肠内镜检查。在空肠上部可见不规则形溃疡的环状排列（**图 3a**）；从空肠中部到下部可见边缘不规则的纵行溃疡（**图 3b**）和表浅的全周性地图状不规则形溃疡（**图 3c**）。虽然怀疑是小肠结核，但由于在活检中见有核内包涵体（**图 3d**），所以诊断为 CMV 小肠炎，通过给予抗 CMV 药物，病情好转。

［**病例 4**］50 多岁，男性。人免疫缺陷病毒（Human Immunodeficiency Virus，HIV）为阳性，在治疗肺孢子虫性肺炎时出现发热和腹泻。在 CS 中，在回肠末端散在有较浅的不规则形溃疡（**图 4a ~ c**）。在活检中见有核内包涵体，CMV 免疫染色呈阳性（**图 4d**），通过给予抗 CMV 药病情好转。

讨论

1. 性别和年龄

从性别来看，CMV 小肠炎病例全部为男性，与 CMV 大肠炎的 60% 男性相比，见有发病率增高的趋势。关于年龄，在 CMV 小肠炎和 CMV 大肠炎病例之间没有发现差异。

2. 基础疾病

在 CMV 小肠炎病例，绝对免疫功能不全者为 86%，与 CMV 大肠炎的 64% 相比有增高的趋势。另一方面，在 CMV 大肠炎病例，相对免疫功能不全者为 28%，与 CMV 小肠炎的 0 相比表现出有增高的趋势。从这些结果应该认识到，相对免疫不全发生于 CMV 大肠炎病例的可能性高，绝对免疫不全在小肠炎和大肠炎患者均可发生。内本等对在1983—2006年日本小肠有病变的22例进行了统计。其中笔者等定义的CMV小肠炎为20例。在这20例中，绝对免疫功能不全者多达80%，相对免疫功能不全者则少至5%，与笔者等的结果基本相同。

3. 临床症状、手术的有无和理由

关于临床症状，在CMV小肠炎患者出血和腹痛多，而腹泻少。4例出血患者均为大量出血，与CMV大肠炎患者的32%相比，大量出血的比例较高。另一方面，在CMV大肠炎患者出血和腹泻为主要症状。在内本等的研究中，20例CMV小肠炎患者的症状为出血14例、穿孔7例、肠梗阻4例，出血和穿孔多的情况也与笔者所搜集的病例相同。CMV小肠炎患者的急诊手术率为43%，原因全部是由于穿孔。另一方面，CMV大肠炎患者的急诊手术率为9%，原因60%为穿孔，40%为出血。在内本等的CMV小肠炎患者的统计中，20例中有16例被施行了急诊手术。一般认为，CMV小肠炎患者的腹泻症状少，进展之后突然引起出血或穿孔而转为手术。在山村等的31例CMV肠炎患者穿孔的统计中，小肠占65%，比大肠多；穿孔病例的50%死亡，分析是由于发生于免疫功能不全者，所以预后不良。

4. 确定诊断方法

在确定诊断方法中有病理组织学检查（HE染色和免疫染色）、血液CMV抗原、血液CMV-DNA、黏膜CMV-DNA。病理学检查虽然特异性高，但有灵敏度低这一缺点。血液CMV抗原和血液CMV-DNA的特异性虽然高，但灵敏度只有50%左右。但是，其灵敏度高于病理组织学检查。黏膜CMV-DNA的灵敏度虽然高，但在特异性方面存在问题，合适的甄别阈（cut off值）现在还不清楚。另外，需要注意有样品误差的问题，也可能是假阴性。在根据临床表现和内镜表现怀疑为CMV肠炎的情况下，即使上述的CMV检查为阴性，也有必要进行诊断性治疗。这样的病例在CMV大肠炎中有2例。

CMV小肠炎能够内镜观察的为43%（3/7），比CMV大肠炎的94%（50/53）低；活检组织阳性率为50%，比CMV大肠炎的73%也低。为此，一般认为在CMV小肠炎患者应该积极地灵活运用除活检以外的血液CMV抗原、血液CMV-DNA、黏膜CMV-DNA等方法。

5. 治疗和预后

抗CMV药的有效率在CMV小肠炎为67%，在CMV大肠炎为较高的83%，与已有报道没有区别。

6. 患病部位

CMV小肠炎的患病部位为回肠6例，空肠1例。内山等报道的20例CMV小肠炎中，回肠14例、空肠2例、空肠和回肠4例，与笔者等的结果一样，回肠较多。

7. 内镜表现

作为CMV肠炎的内镜下特征，已知有穿孔样类圆形溃疡。但是，笔者等一直主张，环状趋势溃疡、带状溃疡、纵行溃疡等也是应该积极怀疑为CMV肠炎的表现；多种多样的溃疡混杂在一起也是CMV肠炎的特征。在本研究中，CMV的小肠病变多见有环状趋势溃疡和不规则形溃疡；在大肠病变中，多发的类圆形溃疡较少。另一方面，在CMV的大肠病变中，类圆形溃疡和不规则形溃疡较多，环形溃疡也比较多见，约为1/3。另外，在CMV肠炎比较特征性的表现——纵行溃疡和带状溃疡在小肠中较少。在小肠病变中，如果有环形溃疡和不规则形溃疡，就应该怀疑为CMV肠炎，但由于呈不规则形溃疡的疾病很多，所以环形溃疡被认为是特别重要的表现。

8. 与其他疾病之间的内镜下鉴别

（1）小肠环形溃疡的鉴别

虽然在小肠呈环形溃疡的疾病比较少，但也有肠结核、非甾体类抗炎药（Nonsteroidal Anti-Inflammatory Drugs，NSAIDs）相关性肠炎、血管炎、Crohn病、滤泡淋巴瘤（Follicular Lymphoma）等。肠结核的特征是边缘不规则，并伴有发红。CMV肠炎多为边缘规则，但由于也有不规则的

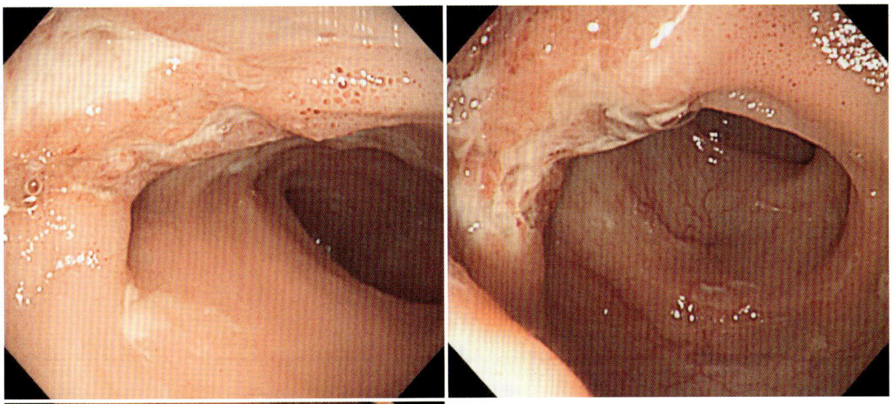

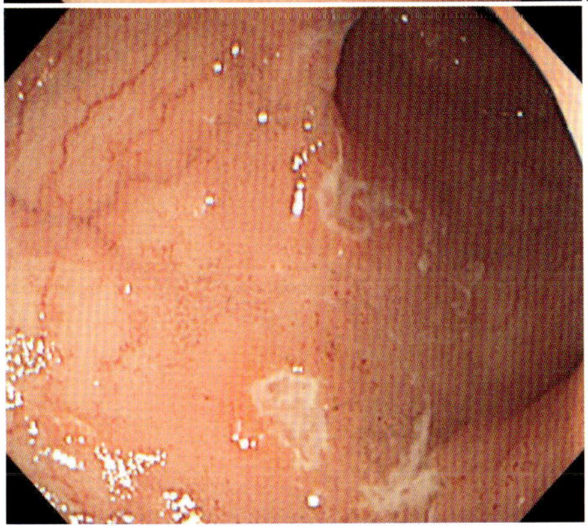

a	b
c	

图5 肠结核病例的内镜像。在回肠末端可见环状趋势溃疡（**a**，**b**）和不规则形溃疡（**a** ~ **c**）。环状趋势溃疡的边缘不规则。

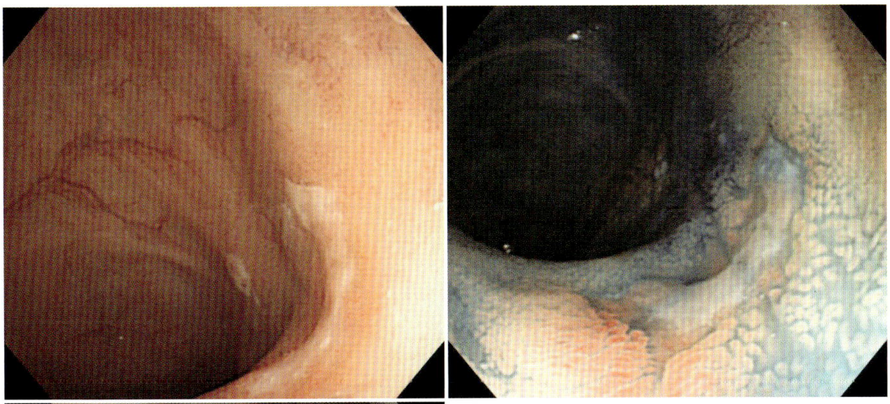

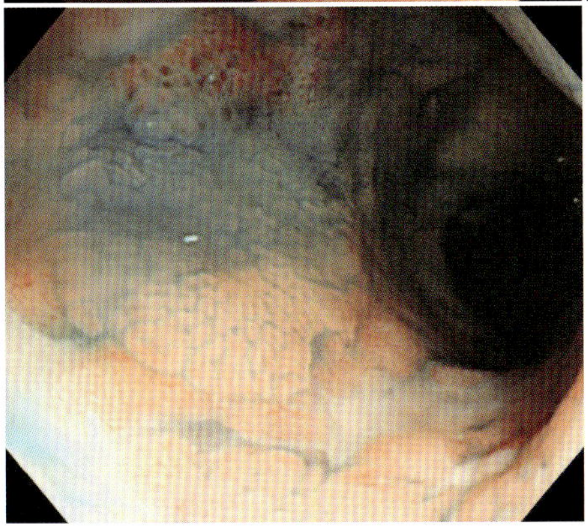

a	b
c	

图6 NSAIDs 相关性肠炎病例的内镜像。在回肠末端可见环状趋势溃疡（**a**，**b**）和不规则形溃疡（**c**）。还可以看到伴有皱襞集中的类圆形溃疡（**a**）。

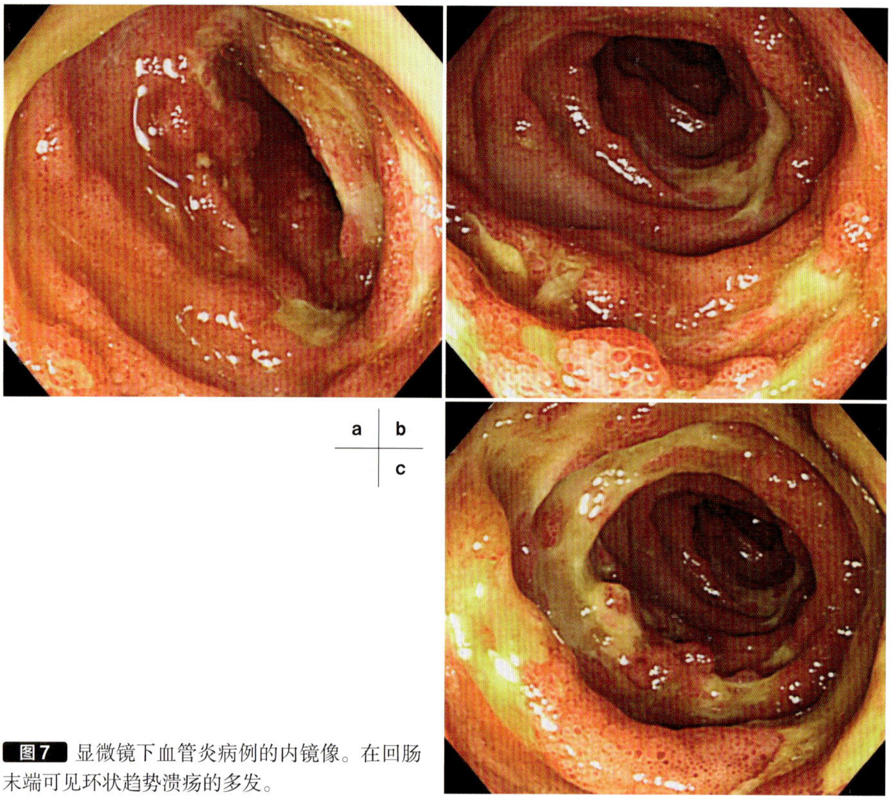

图7 显微镜下血管炎病例的内镜像。在回肠末端可见环状趋势溃疡的多发。

环形溃疡，需要注意。肠结核多为在回肠末端中显示不规则形溃疡，环形溃疡相对较少（**图5**）。在 NSAIDs 相关性肠炎虽然也呈现各种各样的溃疡（**图6**），但如果在环形溃疡伴有膜样狭窄，则诊断比较容易。血管炎也有时呈环状趋势溃疡（**图7**）。

(2) 小肠不规则形溃疡的鉴别

在小肠呈不规则形溃疡的疾病很多，很难通过不规则形溃疡鉴别是否是 CMV 肠炎。在血管炎等正被给予类固醇的情况下，有必要鉴别是由原发病引起的不规则形溃疡，还是以免疫功能不全为背景的 CMV 肠炎的溃疡。

(3) 小肠类圆形溃疡的鉴别

CMV 小肠炎呈类圆形溃疡的比例较低，但有必要与肠道 Behcet 病和单纯性溃疡进行鉴别。可以看到穿孔样溃疡和与回盲瓣一致的大溃疡这一点也类似。鉴别点为在肠道 Behcet 病和单纯性溃疡回盲瓣多被破坏、溃疡底部比较平坦、在肠系膜附着侧对侧存在溃疡等。

结论

CMV 小肠炎多发于回肠，大量出血和穿孔病例多，多转为急诊手术。CMV 小肠病变多为环形溃疡和不规则形溃疡；在 CMV 大肠病变中，多发的类圆形溃疡较少。

参考文献

[1] 大川清孝. サイトメガロウイルス腸炎. 大川清孝, 清水誠治(編). 感染性腸炎A to Z, 第2版. 医学書院, pp 154-159, 2012.

[2] 仲瀬裕志. 活動性潰瘍性大腸炎におけるサイトメガロウイルス感染の診断と治療—基礎ならびに臨床研究からの知見. 日消化管会誌 2:5-13, 2018.

[3] 内本和晃, 藤井久男, 小山文一, 他. 抗ウイルス剤にて治療後に再燃したサイトメガロウイルス回腸炎の1例. Gastroenterol Endosc 49:2721-2727, 2007.

[4] 大川清孝, 青木哲哉, 上田涉, 他. 感染性腸炎(ウイルス感染)—サイトメガロウイルス(CMV)小腸炎. Intestine 19:156-161, 2015.

[5] 山村喜之, 梅本一史, 鈴木友啓, 他. ステロイド治療中に小腸穿孔をきたしたサイトメガロウイルス腸炎の1

例. 日外科系連会誌 40:747–752, 2015.
[6] 大川清孝, 青木哲哉, 上田渉, 他. サイトメガロウイルス腸炎と潰瘍性大腸炎に合併するサイトメガロウイルス腸炎. 日本大腸肛門病会誌 71:470–481, 2018.
[7] 久能宣昭, 蔵原晃一, 八板弘樹, 他. サイトメガロウイルス腸炎の治療. Intestine 19:527–531, 2015.
[8] 大川清孝, 青木哲哉, 上田渉, 他. サイトメガロウイルス腸炎. Intestine 18:391–396, 2014.
[9] 大川清孝. 腸結核. 大川清孝, 清水誠治(編). 感染性腸炎A to Z, 第2版. 医学書院, pp 114–119, 2012.
[10] 菅野伸洋, 湯川寛夫, 嶋田裕子, 他. 小腸穿孔をきたしたサイトメガロウイルス陽性小児Henoch–Schönlein紫斑病の1例. 日臨外会誌 72:379–383, 2011.
[11] 大川清孝, 佐野弘治, 末包剛久, 他. 腸管Behçet病・単純性潰瘍と他の炎症性腸疾患との鑑別診断：臨床の立場から. 胃と腸 46:1032–1043, 2011.

Summary

Clinical Features and Endoscopic Findings of Cytomegalovirus Enteritis

Koji Sano[1], Kiyotaka Okawa, Shusuke Nakauchi, Hiroshi Ono, Masato Miyano, Etsushi Kawamura, Wataru Ueda, Tetsuya Aoki, Seiko Yamaguchi, Osamu Kurai, Hiroko Ohba[2], Takehisa Suekane[3], Naoto Hirata, Naomi Ishii[4], Hiroko Fukushima, Takeshi Inoue

We compared the clinical features and endoscopic findings between 7 cases of CMV (cytomegalovirus) enteritis and 53 cases of CMV colitis. The area affected by CMV enteritis was the jejunum in 1 and the ileum in 6 cases. The number of patients with CMV enteritis with absolute immunodeficiency was more than that of patients with CMV colitis with severe immunodeficiency. Patients with CMV enteritis primarily complained of massive bleeding and abdominal pain, whereas patients with CMV colitis primarily complained of diarrhea and bleeding. The rate of massive bleeding and perforation in patients with CMV enteritis was more than that in patients with CMV colitis. The rate of emergency surgery in patients with CMV enteritis (43%) was more than that in patients with CMV colitis (9%). Endoscopic findings of patients with CMV enteritis mainly included irregular ulcers and annular ulcers. However, a few round ulcers that are typically detected in CMV colitis were also observed. Intestinal tuberculosis, NSAIDs-induced enteritis, vasculitis, and intestinal Behçet's disease are some of the diseases that should be differentiated from CMV enteritis.

[1] Department of Gastroenterology, Osaka City Juso Hospital, Osaka, Japan.
[2] Department of Internal Medicine, Osaka Kosain Hospital, Suita, Japan.
[3] Department of Gastroenterology, Osaka City General Hospital, Osaka, Japan.
[4] Department of Pathology, Osaka City General Hospital, Osaka, Japan.

小肠的非肿瘤性疾病

——乳糜泻

武田 辉之[1]
平井 郁仁
高津 典孝
岸 昌广[2]
别府 刚志
久部 高司
宫冈 正喜[3]
八尾 建史
金城 健[4]
太田 敦子
田边 宽
原冈 诚司
岩下 明德
长滨 孝[5]
植木 敏晴[2]

摘要●乳糜泻是以麸质的经口摄入为诱因的自身免疫性疾病，尽管在日本非常罕见，但也是在鉴别引起绒毛萎缩的疾病时应该事先了解的疾病。作为特征性的内镜表现，发现在十二指肠和小肠有马赛克样表现、沟状的凹陷、扇状征（Scalloping）、颗粒状或结节状黏膜、Kerckring 皱襞的减少或消失、血管透见征的出现、多发性糜烂等。病理组织学表现对确定诊断是必需的，根据绒毛的萎缩和向表层上皮内的淋巴细胞浸润等的特征性表现进行诊断。绒毛的萎缩程度有平坦化、钝化、消失等阶段，通过 Marsh 分类进行评价。在本文中，就乳糜泻的血液学检查表现、特征性的内镜图像表现和病理组织学表现，结合引起绒毛萎缩的其他鉴别疾病进行概述。

关键词　乳糜泻　绒毛萎缩　内镜　病理组织学表现　鉴别疾病

[1]福岡大学筑紫病院炎症性腸疾患センター
〒818-0067 筑紫野市俗明院 1 丁目 1-1　E-mail : take5times@fukuoka-u.ac.jp
[2]同　消化器内科
[3]同　内視鏡部
[4]同　病理部
[5]長浜クリニック

前言

乳糜泻（Celiac Disease，CeD）是有遗传性因素的人由于摄入麸质而通过自身免疫反应发病的疾病。其发病率在欧美有约 1%，在日本是非常罕见的疾病。作为遗传因素，据说 95% 以上的 CeD 患者具有人白细胞抗原 DQ2（Human Leukocyte Antigen DQ2，HLA-DQ2），其余患者具有 DQ8。在 CeD 一般引起腹痛、腹泻、体重减轻等消化系统症状。另外，也有无症状的病例，被诊断的约 10% 为无症状。CeD 的治疗以无麸质的饮食疗法为主。其并发症有小肠恶性淋巴瘤（非霍奇金淋巴瘤）和小肠癌等恶性疾病。特别是在淋巴瘤，以合并肠病相关性 T 细胞淋巴瘤（Enteropathy-Associated T-cell Lymphoma，EATL；在旧分类中为 EATL Ⅰ 型）较多。在本文中，就 CeD 以及主要的鉴别疾病的血液学检查表现、内镜图像表现、病理组织学表现进行概述。

血液学检查表现

在血液学检查项目中，有抗麦胶蛋白抗体（Anti-Gliadin Antibody，AGA）、抗组织转谷氨酰胺酶（Tissue Transglutaminase，TTG）抗体、抗肌内膜抗体（Anti-Endomysial IgA Antibody，EMA IgA 抗体）。AGA 的灵敏度和特异性均较低，而 IgA-TTG 和 EMA 的灵敏度和特异性均较

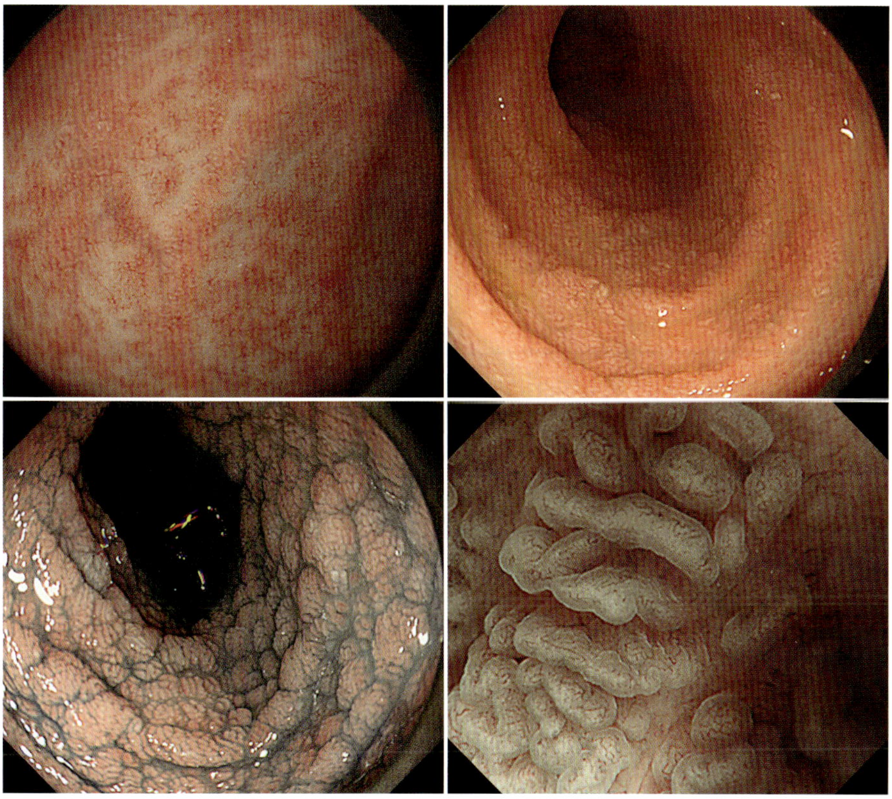

a	b
c	d

图1 乳糜泻患者的 EGD 像。
a 白光像。在十二指肠球部见有血管透见征。
b 白光像。在十二指肠降部见有 Kerckring 皱襞的低平化，一部分呈白色，见有粗糙、微小颗粒状黏膜。
c 靛胭脂染色后的白光像。见有扇状征（Scalloping）。
d NBI 联用放大像。见有绒毛结构的弥漫性低平化或钝化。
（转载自“岸昌廣，他．拡大内視鏡が診断に有用であったceliac 病の 1 例．胃と腸 49：395-404，2014”，一部分有改编）

表1 乳糜泻的内镜表现

1. 马赛克样表现
2. 沟状凹陷
3. 扇状征（Scalloping）
4. 颗粒状或结节状黏膜
5. Kerckring 皱襞的减少或消失
6. 血管透见征的出现
7. 多发性糜烂

（转载自“Dickey W. Endoscopic markers for celiac disease. Nat Clin Pract Gastroenterol Hepatol 10：546-551，2006”，一部分有改编）

高。在欧美，对于慢性腹泻患者，抗体检查被作为筛查用。关于 EMA，由于在 IgA-TTG 和 IgA-TTG + EMA 的测定比较试验中，未使正诊率提高，所以确定应该首先测定 IgA-TTG，在该抗体水平处于低值时测定 EMA。另外，在日本报道的几乎全部 CeD 病例中，未能检测出上述抗体。

内镜检查表现

CeD 的特征性的内镜表现为，在十二指肠和小肠见有马赛克样表现、沟状凹陷、扇状征（Scalloping）、颗粒状或结节状黏膜、Kerckring 皱襞的减少或消失、血管透见征的出现、多发性糜烂（**图1a、b，表1**）。在许多报道中，内镜表现

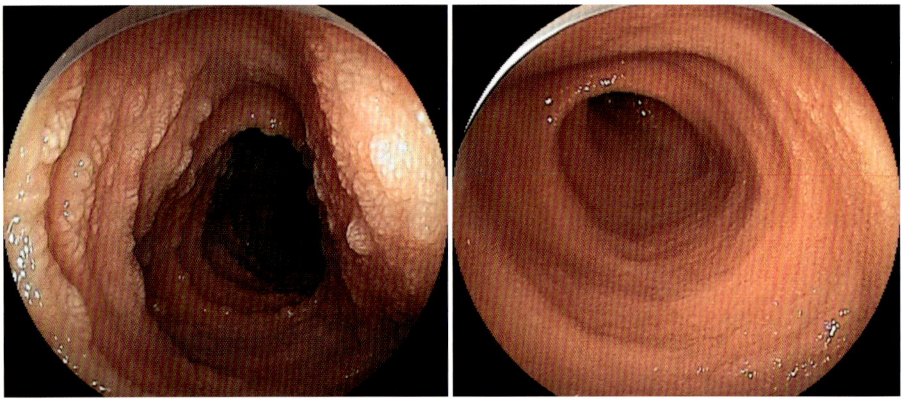

a | b

图2 乳糜泻患者的经口双气囊小肠内镜像。
a 白光像。在空肠 Kerckring 皱襞有减少趋势，见有小颗粒状隆起。
b 在小肠中部，小颗粒状隆起比口腔侧轻微。

的特异性高达 92% ~100%，而灵敏度为 59% ~94%，各种各样。通过综合这些表现，可以获得更高的灵敏度和特异性。但是，所有的上述表现不是在 CeD 中特异性的，如扇状征在人免疫缺陷病毒（Human Immunodeficiency Virus，HIV）感染、嗜酸性粒细胞性肠炎、假第虫病、热带螺旋体病、Crohn 病等中有时也可以看到。另外，扇形征的出现，在病理组织学炎症较强的患者、TTG 抗体水平较高的患者中检出率较高。

CeD 病变在十二指肠和空肠明显，当病情发展时会向回肠进展（**图 2**）。其内镜表现在成人和儿童中不同。一般认为，虽然在儿童也能看到马赛克样表现，但是其他的内镜表现随着年龄的增长发生率也会增加。

通过浸水法的观察可使绒毛萎缩的检出率升高，进而对活检部位的选择也有用。当使用色素染色法（靛胭脂染色）时，绒毛结构变得更加清晰，从而使 CeD 的诊断率提高（**图 1c**）。在窄带成像（Narrow Band Imaging，NBI）联用放大观察中，见有绒毛的钝化和低平化（**图 1d**）。另外，由于 CeD 病变的分布呈斑状，因此根据部位不同，有可能很难进行病理组织学上的诊断，在活检前进行放大观察，通过施行从绒毛萎缩的部位的细针活检，从而提高 CeD 的诊断率。另外，也有这些内镜表现在无麸质饮食疗法后得到改善的报道。

小肠胶囊内镜检查（CE）

小肠胶囊内镜检查（Capsule Endoscopy，CE）能够将绒毛可视化。作为 CE 可辨识的表现有：① Kerckring 皱襞的减少或消失；②扇状征；③马赛克样或结节状黏膜；④糜烂或溃疡等（**图 3**）。

关于病变的分布，根据 Rondonotti 等的报道，在多达 66.6% 的 CeD 病例中，达到超过小肠的 1/3 的部位有病变；在 11.1% 的病例中，整个小肠都见有病变。在更详细的报道中，Murray 等通过 CE 将 CeD 的病变分布分为以下 3 种情况进行研究：A 型，广泛性肠病变（Extensive Enteropathy），在十二指肠和空肠见有病变；B 型，局限性十二指肠病变（Limited Duodenal Enteropathy），仅在十二指肠见有连续性病变；C 型，空肠病变（Jejunal Enteropathy），在空肠见有区域性病变。其中 A 型最多，为 59%（22/37）；B 型为 32%（12/37）；C 型为 3%（1/37）。

根据加拿大胃肠病学协会（Canadian Association of Gastroenterology，CAG）的 CE 指南：①对于疑为 CeD 的患者，在诊断上推荐不使用 CE（推荐等级：强烈；证据水平：非常低）；②对于尽管进行了适当的检查和治疗，仍出现了意想不到的

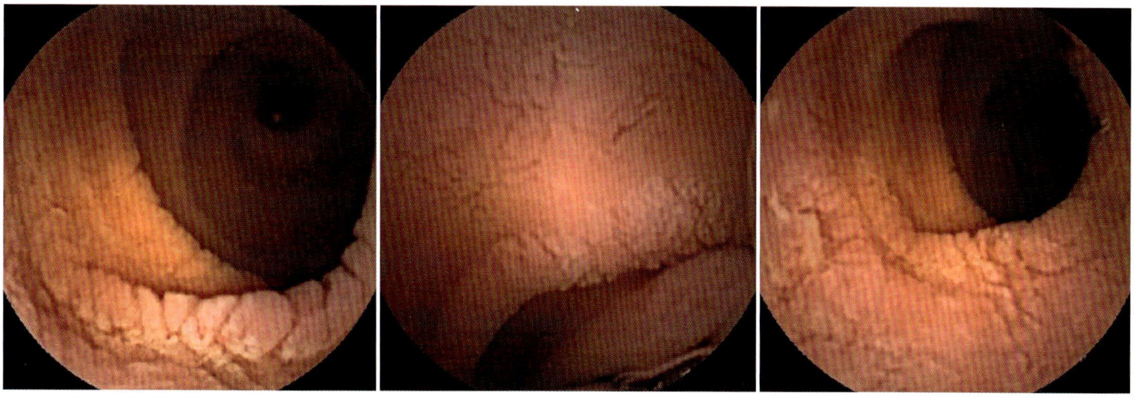

a	b	c

图3 乳糜泻患者的 CE 像。
a 见有扇状征（scalloping）。
b 见有马赛克样表现。
c 见有糜烂。

症状的 CeD 患者，推荐 CE（推荐等级：强烈；证据水平：非常低）。另外，根据欧洲胃肠内镜学会（European Society of Gastrointestinal Endoscopy，ESGE）的指南，特别是对于拒绝上消化道内镜检查（Esophagogastroduodenoscopy，EGD）的 CeD 病例和施行困难病例，应该使用 CE。根据 Rokkas 等的报道，通过 Meta 分析，CE 的特异性为 95% 可信区间（95% Confidence Interval，95%CI）为 89% ~98%，灵敏度为 89%（95%CI 为 82% ~94%）。但是，由于该研究是以重症 CeD 为对象，提示有可能过高评价了 CE 的诊断能力。

像这样，CE 在欧美还处于地位尚未确立的现状。另外，由于其诊断能力和经济方面的原因，停留于限定性使用。但与排除诊断和治疗变更有关的表现的鉴定的报道等，关于 CE 的有用性的报道正在增加，认为在难以诊断的病例和鉴别困难的病例 CE 应该被考虑。

小肠X线造影表现

虽然关于 CeD 患者小肠 X 线造影表现的报道很少，但作为特征性的表现，见有从十二指肠开始的口腔侧为主的小肠的水肿样变化、Kerckring 皱襞的模糊化、微小颗粒状变化（**图 4**）。Kerckring 皱襞尽管在空肠减少，但有时在回肠可看到增加的逆转现象。另外，有时引起肠套叠，有时在重症病例中会发现在缺血性小肠炎可见的小肠壁的水肿。

诊断

CeD 诊断的“金标准（Gold Standard）”现在也还是病理组织学表现，但对于儿童来说，内镜检查并不是必需的，也有仅凭血液检查就可以的诊断标准。另外，虽然也提倡诊断标准（草案）（**表 2**），但在指南等方面尚未被正式采用。在该草案中，当满足 5 个项目中的 4 个项目以上即被诊断（如果未进行 HLA 测定，满足 3 个项目以上）。另外，在如前所述那样无法做出诊断的情况下，也应该考虑 CE 和经口 DBE 进行的空肠活检。Thijs 等也报道，当使用大肠内镜从十二指肠或空肠取材施行活检时，在十二指肠没有发现异常；在从空肠取材进行的活检中，有几例可以诊断为 CeD 的病例。

活检病理组织学表现（图5）

活检标本在采取后，放置于滤纸等的上面，用棒状的工具将标本拉直。由于在诊断上需要绒毛的高度和隐窝的比值，所以为了制作能够准确确认绒毛的切片，应该进行纵向取材，这样一来诊断的精度就会提高。在诊断上，从十二指肠随

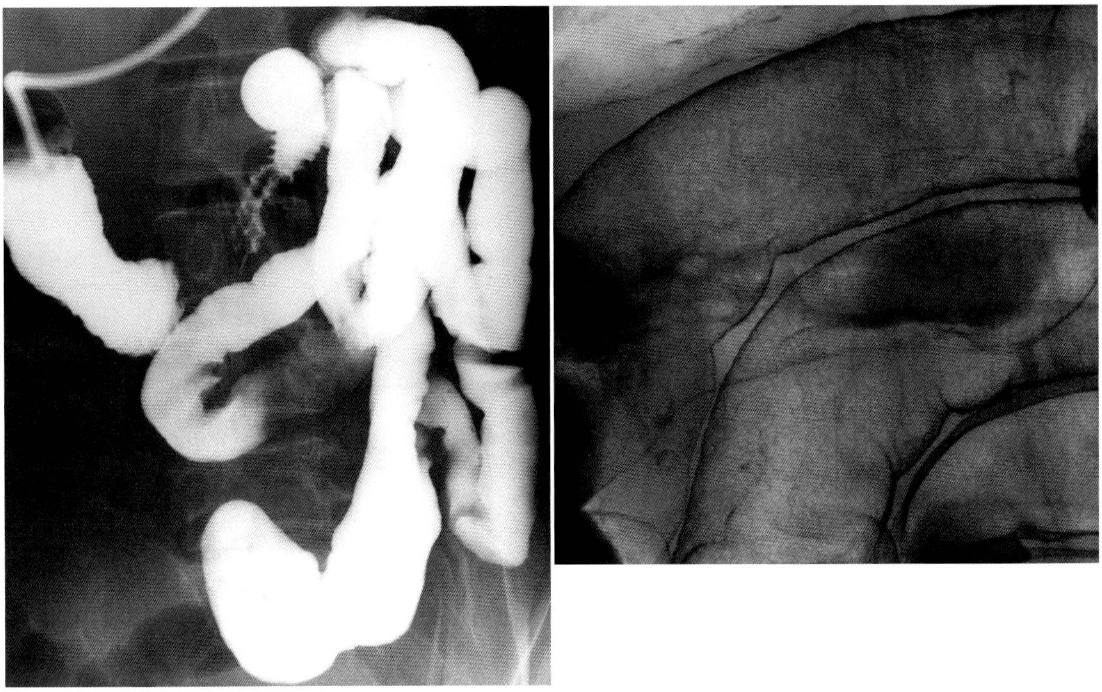

a	b

图4 乳糜泻患者的小肠 X 线造影像。
a 充盈像。Kerckring 皱襞变得模糊不清，表现越靠近肛门侧越轻微。
b 双重造影像。在空肠见有微小颗粒状黏膜。
（a：转载自“岸昌廣，他．拡大内視鏡が診断に有用であった celiac 病の 1 例．胃と腸 49：395-404，2014”；b：转载自“八尾建史，他．乳糜泻．八尾恒良（監）．胃と腸アトラスⅡ下部消化管．医学書院，p 401，2014”，一部分有改编）

机进行 4～6 个活检（从降部 4 个，从球部 1～2 个；球部从 9 点和（或）12 点方向）。特别是对于 CeD 疑似患者，报道说最好进行 6 个活检。

CeD 组织学上的诊断是通过绒毛的萎缩和向表层上皮内的淋巴细胞浸润来进行的。据说正常的小肠绒毛和隐窝的长度之比为 3∶1 以上。关于绒毛的萎缩，有平坦化、钝化或消失。淋巴细胞的评价以存在于黏膜上皮间的淋巴细胞——上皮内淋巴细胞（Intraepithelial Lymphocytes，IEL）为指标。IEL 在正常的小肠上皮中每 100 个中少于 20 个。IEL 的测量应在正确方向上沿切口进入 3～4 μm 进行。IEL 在 30 个以上时判断为有显著性增加。特别是在 IEL 多见于绒毛的前端的情况下，对 CeD 是灵敏度高的指标。除此之外，作为 IEL 增加的疾病被举出的还有不应性热带口炎性腹泻、肠病相关性 T 细胞淋巴瘤、显微镜下结肠炎（Microscopic Colitis）等。根据绒毛的萎缩、隐窝的增生、向表层上皮内的淋巴细胞浸润，按照 Marsh 分类进行分类（**表3**）。另外，还有被

表2 乳糜泻的诊断标准（草案）

1. 具有典型症状的病例
2. 血清 IgA 类的自身抗体呈高效价阳性
3. HLA-DQ2 和 DQ8 两者或其中之一呈阳性
4. 在小肠活检中见有乳糜泻的表现
5. 对无麸质饮食的反应

在诊断方面，5 个项目中满足 4 个项目以上的病例（如果没有进行 HLA 测定，满足 3 个项目以上）。
HLA：human leukocyte antigen，人白细胞抗原。
（转载自“Sapone A, et al. Spectrum of gluten-related disorders: consensus on new nomenclature and classification. BMC Med 10: 13, 2012”，一部分有改编）

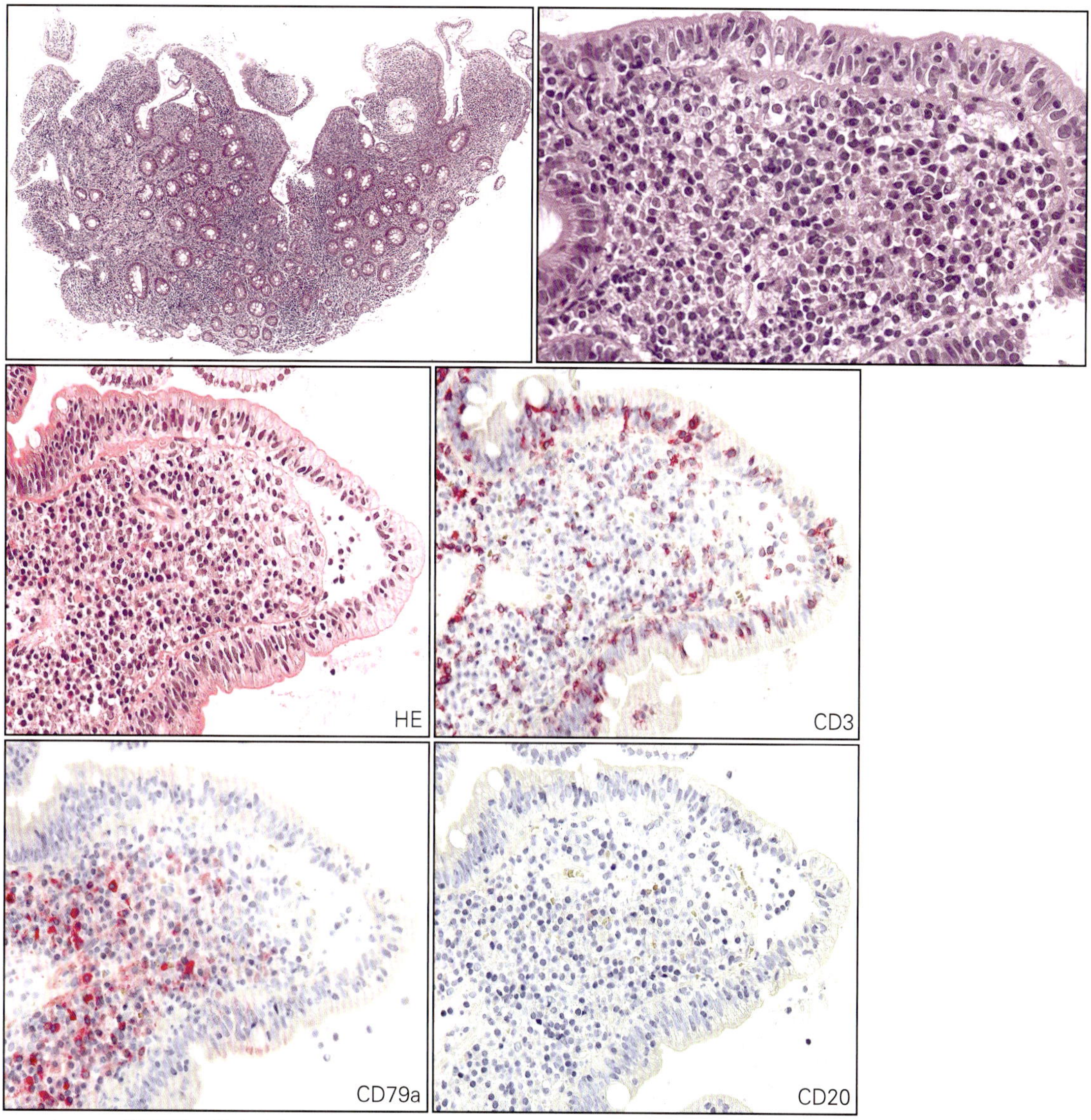

a	b
c	d
e	f

图5 取材自乳糜泻患者十二指肠降部的活检标本的组织病理像。

a 低倍放大像。见有绒毛的明显萎缩，在黏膜固有层见有炎性细胞浸润。符合 Marsh 分类 3。

b 高倍放大像。浸润于黏膜固有层的炎性细胞以淋巴细胞、浆细胞为主体，未见细胞异型。

c ~ f 免疫组织化学染色像。见有浸润于上皮内的 CD3 阳性（**d**）的 T 淋巴细胞——上皮内淋巴细胞（IEL）。在间质中，CD3 阳性的 T 淋巴细胞、CD79a 阳性（**e**）或 CD20 阳性（**f**）的 B 淋巴细胞、CD20 阴性的浆细胞混杂在一起。另外，在浸润的淋巴细胞中未见异型。

（转载自“岸昌廣，他．拡大内視鏡が診断に有用であった celiac 病の 1 例．胃と腸 49：395-404, 2014”，一部分有改编）

简化了的 Corazza 等的分类等。

鉴别疾病

引起绒毛萎缩的鉴别疾病如**表 4** 所示。在这些疾病中，就图像表现类似的胶原性口炎性腹泻（Collagenous Sprue）、里吉综合征，将在下面进行概述。另外，关于 EATL，请参照本书 P110 的文章。

1. 胶原性口炎性腹泻（Collagenous Sprue）

胶原性口炎性腹泻是 Weinstein 等首次报道

表3 乳糜泻的修订 Marsh 分类

	Marsh 0	Marsh 1	Marsh 2	Marsh 3 a	Marsh 3 b	Marsh 3 c	Marsh 4
IEL *	<30	>30	>30	>30	>30	>30	<30
隐窝增生	−	−	+	+	+	+	−
绒毛	正常	正常	正常	轻度萎缩	明显萎缩	消失	消失

*：每 100 个黏膜上皮细胞中的 IEL 的数量。

IEL：Intraepithelial Lymphocytes，上皮内淋巴细胞。

（转载自“Dickson BC, et al. Coeliac disease：an update for pathologists. J Clin Pathol 59：1008–1016, 2006”，一部分有改编）

表4 引起十二指肠绒毛萎缩的其他疾病

1. 热带性口炎性腹泻	9. 嗜酸性粒细胞胃肠炎
2. 肠内细菌异常增殖综合征	10. 恶性淋巴瘤
3. 自身免疫性肠炎	11. 肠结核
4. 低 γ 球蛋白腹泻	12. 感染性肠炎（例：贾第虫病）
5. 药物相关性肠炎（例如：奥美沙坦）	13. 移植物抗宿主病（Graft-Versus-Host Disease, GVHD）
6. Whipple 病	14. 营养失调
7. 胶原性口炎性腹泻（Collagenous Sprue）	15. 人免疫缺陷病毒（Human Immunodeficiency Virus, HIV）感染性疾病
8. Crohn 病	16. 里吉综合征

（转载自“Rubio-Tapia A, et al. ACG clinical guidelines：diagnosis and management of celiac disease. Am J Gastroenterol 108：656–676, 2013”，一部分有改编）

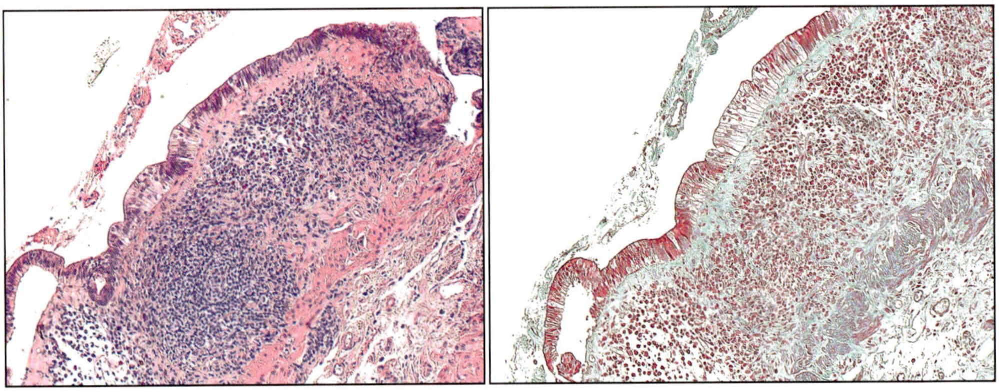

a | b

图6 胶原性口炎性腹泻（collagenous sprue）的组织病理像。

a HE 染色像（×100）。在上皮下见有嗜酸性物质的沉积。

b Masson 三色胶原染色像（×100）。在上皮下见有被蓝染的胶原带（collagen band）。厚度为 38～42 μm。

（转载自“坪内直子，他．経時的に内視鏡で観察した collagenous sprue の 1 例．胃と腸 49：1355–1361, 2014”，得到允许，一部分有改编）

的原因不明的严重吸收障碍的疾病，也是见有腹痛、腹泻、体重减轻、贫血等症状的极其罕见的疾病。内镜下，反映绒毛的萎缩，在十二指肠至空肠见有 Kerckring 皱襞的减少、扇状征、结节状黏膜、马赛克样表现，呈现出与 CeD 类似的表现。在病理组织学上，绒毛的萎缩和黏膜固有

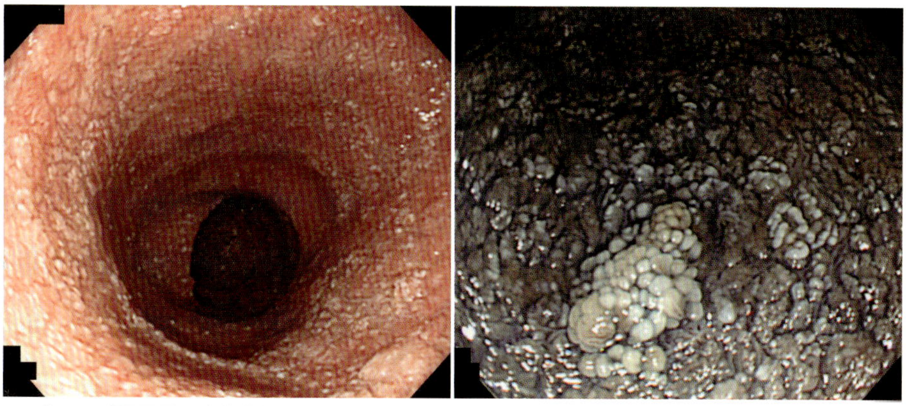

a | b

图7 里吉综合征的 EGD 像。
a 白光像。见有十二指肠的 Kerckring 皱襞消失、播散性白斑、微小颗粒状黏膜。
b 靛胭脂染色后的白光像。肿大的绒毛聚簇存在，形成息肉样的隆起。
（转载自"長浜孝，他．里吉症候群．胃と腸 43：713–718, 2008"，一部分有改编）

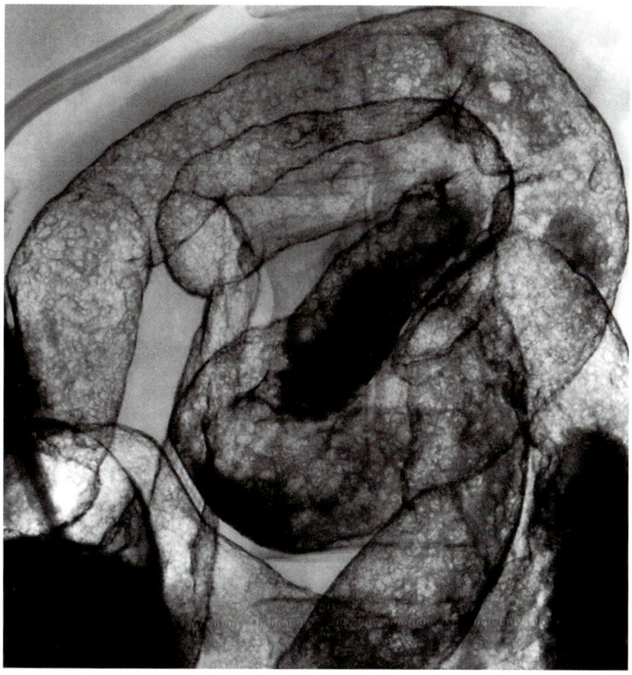

图8 里吉综合征的小肠 X 线造影像（双重造影像）。见有小肠的 Kerckring 皱襞消失、粗糙黏膜、大小不一的颗粒状隆起密集存在等表现。
（转载自"長浜孝，他．里吉症候群．胃と腸 43：713–718, 2008"，一部分有改编）

层的淋巴细胞的增加与在 CeD 是相同的表现，但可以通过向上皮下沉积超过 12 μm 的胶原带（Collagen Band）进行鉴别（**图6**）。

2. 里吉综合征

里吉综合征是以进行性肌肉痉挛、全身脱毛、腹泻为三主征的原因不明的疾病。根据长浜等的报道，在内镜检查中，其消化道病变的特征

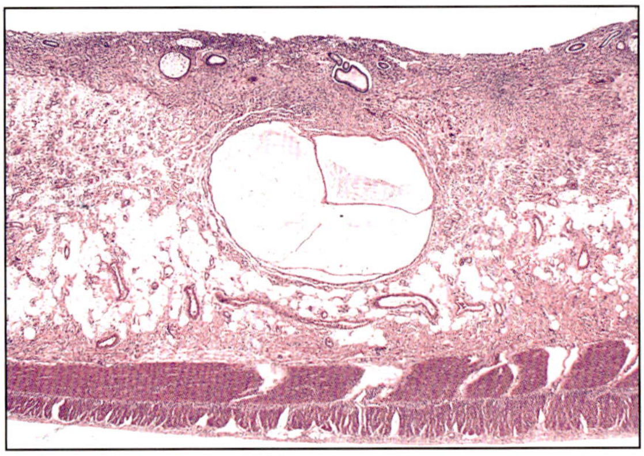

图9 里吉综合征的组织病理像（剖检）。在黏膜下层发现有多个明显扩张的囊泡，见有与息肉囊虫性胃小肠结肠炎（Gastroenterocolitis Cystica Polyposa）一致的表现。
（转载自“長浜孝，他. 里吉症候群. 胃と腸 43：713-718，2008”，一部分有改编）

是在呈斑驳发红的黏膜上，见有伴播散性白斑的微小颗粒状的黏膜变化和由肿大的绒毛的集簇形成的息肉状隆起（**图7**）。在X线造影像中，见有Kerckring皱襞消失、大小不同的微小颗粒状隆起、不规则的结节状隆起密集在一起（**图8**）。另外，未见糜烂和溃疡等。在病理组织学上，以多发于胃至大肠的大小不同的隆起性病变、黏膜上皮的明显的纤维性肥厚和炎性细胞浸润、腺囊泡扩张和多发的深在性囊泡为特征，被称为息肉囊虫性胃小肠结肠炎（Gastroenterocolitis Cystica Polyposa，GCP）（**图9**）。

结语

CeD在日本是非常罕见的疾病，遇到的机会也很少。日本的CeD病例与欧美的病例不同，几乎全部病例的相关抗体呈阴性，HLA-DQ2、DQ8的比例也较低。而且，在内镜表现上无特异性的表现，为了正确地诊断，需要将本病放在心上，恰当地使用各种诊断方法，包括血液检查表现和病理组织学表现在内进行综合性判断。

参考文献

[1] Choung RS, Larson SA, Khaleghi S, et al. Prevalence and morbidity of undiagnosed celiac disease from a community-based study. Gastroenterology 152:830-839, 2017.
[2] Husby S, Koletzko S, Korponay-Szab ó IR, et al. European Society for Pediatric Gastroenterology, Hepatology, and Nutrition guidelines for the diagnosis of coeliac disease. J Pediatr Gastroenterol Nutr 54:136-160, 2012.
[3] Green PH. The many faces of celiac disease : clinical presentation of celiac disease in the adult population. Gastroenterology 128: S74-78, 2005.
[4] Rondonotti E, de Franchis R. Diagnosing coeliac disease : is the videocapsule a sui表 tool? Dig Liver Dis 39:145-147, 2007.
[5] Bhagat G, Chan JKC, Jaffe ES, et al. Enteropathy-associated T-cell lymphoma. In Swerdlow SH, Campo E, Harris NL, et al(eds). WHO Classification of Tumours of Haematopoietic and Lymphoid Tissues, Revised 4th ed. IARC, Lyon, pp 372-380, 2017.
[6] Gregor J, Sey MSL. Celiac disease : diagnosis, treatment and prognosis. In Mcdorald JWD, Burroughs AK, Feagan BG, et al(eds). Evidence-based Gastroenterology & Hepatology, 3rd ed. Wiley, New Jersey, pp 200-210, 2011.
[7] Hopper AD, Hadjivassiliou M, Hurlstone DP, et al. What is the role of serologic testing in celiac disease? A prospective, biopsy-confirmed study with economic analysis. Clin Gastroenterol Hepatol 6:314-320, 2008.
[8] Lebwohl B, Sanders DS, Green PHR, et al. Coeliac disease. Lancet 391:70-81, 2018.
[9] Leffler DA, Schuppan D. Update on serologic testing in celiac disease. Am J Gastroenterol 105:2520-2524, 2010.
[10]岸昌廣，松井敏幸，八尾建史，他. 知ってそうで知らない消化器疾患(15回)Celiac病. G.I.Research 23:437-443, 2015.
[11]Dickey W. Endoscopic markers for celiac disease. Nat Clin Pract Gastroenterol Hepatol 10:546-551, 2006.
[12]Dickey W, Hughes D. Prevalence of celiac disease and its endoscopic markers among patients having routine upper gastrointestinal endoscopy. Am J Gastroenterol 94:2182-2186, 1999.
[13]Oxentenko AS, Grisolano SW, Murray JA, et al. The insensitivity of endoscopic markers in celiac disease. Am J Gastroenterol 97:933-938, 2002.
[14]Niveloni S, Fiorini A, Dezi R, et al. Usefulness of videoduodenoscopy and vital dye staining as indicators of mucosal atrophy of celiac disease : assessment of interobserver agreement. Gastrointest Endosc 47:223-229, 1998.
[15]Culliford A, Markowitz D, Rotterdam H, et al. Scalloping of duodenal mucosa in Crohn's disease. Inflamm Bowel Dis 10:270-273, 2004.
[16]Shah VH, Rotterdam H, Kotler DP, et al. All that scallops is not celiac disease. Gastrointest Endosc 51:717-720, 2000.
[17]Kasirer Y, Turner D, Lerman L, et al. Scalloping is a reliable

endoscopic marker for celiac disease. Dig Endosc 26:232-235, 2014.
[18]Oxentenko AS, Murray JA. Celiac disease: ten things that every gastroenterologist should know. Clin Gastroenterol Hepatol 13:1396-1404, 2015.
[19]Cammarota G, Cesaro P, Martino A, et al. High accuracy and cost-effectiveness of a biopsy-avoiding endoscopic approach in diagnosing coeliac disease. Aliment Pharmacol Ther 23: 61-69, 2006.
[20]Cammarota G, Cazzato A, Genovese O, et al. Water-immersion technique during standard upper endoscopy may be useful to drive the biopsy sampling of duodenal mucosa in children with celiac disease. J Pediatr Gastroenterol Nutr 49:411-416, 2009.
[21]Gasbarrini A, Ojetti V, Cuoco L, et al. Lack of endoscopic visualization of intestinal villi with the "immersion technique" in overt atrophic celiac disease. Gastrointest Endosc 57: 348-351, 2003.
[22]Siegel LM, Stevens PD, Lightdale CJ, et al. Combined magnification endoscopy with chromoendoscopy in the evaluation of patients with suspected malabsorption. Gastrointest Endosc 46:226-230, 1997.
[23]岸昌廣, 八尾建史, 平井郁仁, 他. 拡大内視鏡が診断に有用であったceliac病の1例. 胃と腸 49:395-404, 2014.
[24]Rewers M: Epidemiology of celiac disease: what are the prevalence, incidence and progression of celiac disease? Gastroenterology 128: S47-51, 2005.
[25]Yao K, Nagahama T, Hirai F, et al. Clinical Application of Magnification Endoscopy with NBI in the Stomach and the Duodenum. In Cohen J(ed). Comprehensive Atlas of High Resolution Endoscopy and Narrow Band Imaging. Wiley-Blackwell, New York, pp 81-103, 2008.
[26]Badreldin R, Barrett P, Wooff DA, et al. How good is zoom endoscopy for assessment of villous atrophy in coeliac disease? Endoscopy 37:994-998, 2005.
[27]馬場由紀子, 松田彰郎, 西俣伸亮, 他. グルテン制限食で臨床症状, 画像所見が改善したセリアック病の1例. 胃と腸 50:950-956, 2015.
[28]Rondonotti E, Spada C, Cave D, et al. Video capsule enteroscopy in the diagnosis of celiac disease: a multicenter study. Am J Gastroenterol 102:1624-1631, 2007.
[29]Kurien M, Evans KE, Aziz I, et al. Capsule endoscopy in adult celiac disease: a potential role in equivocal cases of celiac disease? Gastrointest Endosc 77:227-232, 2013.
[30]Murray JA, Rubio-Tapia A, Van Dyke CT, et al. Mucosal atrophy in celiac disease: extent of involvement, correlation with clinical presentation, and response to treatment. Clin Gastroenterol Hepatol 6:186-193, 2008.
[31]Enns RA, Hookey L, Armstrong D, et al. Clinical Practice Guidelines for the use of video capsule endoscopy. Gastroenterology 152:497-514, 2017.
[32]Pennazio M, Spada C, Eliakim R, et al. Small-bowel capsule endoscopy and device-assisted enteroscopy for diagnosis and treatment of small-bowel disorders: European Society of Gastrointestinal Endoscopy(ESGE)Clinical Guideline. Endoscopy 47:352-376, 2015.
[33]Rokkas T, Niv Y. The role of video capsule endoscopy in the diagnosis of celiac disease: a meta-analysis. Eur J Gastroenterol Hepatol 24:303-308, 2012.
[34]Perez-Cuadrado-Robles E, Lujan-Sanchis M, Elli L, et al. Role of capsule endoscopy in alarm features and non-responsive celiac disease: a European multicenter study. Dig Endosc 30:461-466, 2018.
[35]Luján-Sanchis M, Pérez-Cuadrado-Robles E, García-LledóJ, et al. Role of capsule endoscopy in suspected celiac disease: a European multi-centre study. World J Gastroenterol 23:703-711, 2017.
[36]Tennyson CA, Semrad CE. Small bowel imaging in celiac disease. Gastrointest Endosc Clin N Am 22:735-746, 2012.
[37]Van Weyenberg SJ, Mulder CJ, Van Waesberghe JH. Small bowel imaging in celiac disease. Dig Dis 33:252-259, 2015.
[38]Catassi C, Fasano A. Celiac disease diagnosis: simple rules are better than complicated algorithms. Am J Med 123: 691-693, 2010.
[39]Sapone A, Bai JC, Ciacci C, et al. Spectrum of gluten-related disorders: consensus on new nomenclature and classification. BMC Med 10:13, 2012.
[40]Thijs WJ, van Baarlen J, Kleibeuker JH, et al. Duodenal versus jejunal biopsies in suspected celiac disease. Endoscopy 36:993-996, 2004.
[41]Ludvigsson JF, Bai JC, Biagi F, et al. Diagnosis and management of adult coeliac disease: guidelines from the British Society of Gastroenterology. Gut 63:1210-1228, 2014.
[42]Rubio-Tapia A, Hill ID, Kelly CP, et al. ACG clinical guidelines: diagnosis and management of celiac disease. Am J Gastroenterol 108:656-676, 2013.
[43]Kurien M, Evans KE, Hopper AD, et al. Duodenal bulb biopsies for diagnosing adult celiac disease: is there an optimal biopsy site? Gastrointest Endosc 75:1190-1196, 2012.
[44]Shamban L, Sorser S, Naydin S, et al. Factors associated with number of duodenal samples obtained in suspected celiac disease. Endosc Int Open 5: E1220-1228, 2017.
[45]Glickman JN. The Nonneoplastic Small Intestine. In Noffsinger AE(ed). Fenoglio-Preiser's Gastrointestinal Pathology. 4th ed. Wolters Kluner, Philadelphia, pp 371-379, 2017.
[46]二村聡, 石橋英樹. IEL. 胃と腸 52:698, 2017.
[47]Marsh MN. Gluten, major histocompatibility complex, and the small intestine. A molecular and immunobiologic approach to the spectrum of gluten sensitivity('celiac sprue'). Gastroenterology 102:330-354, 1992.
[48]Oberhuber G, Granditsch G, Vogelsang H. The histopathology of coeliac disease: time for a standardized report scheme for pathologists. Eur J Gastroenterol Hepatol 11:1185-1194, 1999.
[49]Dickson BC, Streutker CJ, Chetty R. Coeliac disease: an update for pathologists. J Clin Pathol 59:1008-1016, 2006.
[50]Corazza GR, Villanacci V. Coeliac disease. J Clin Pathol 58:573-574, 2005.
[51]Weinstein WM, Saunders DR, Tytgat GN, et al. Collagenous sprue—an unrecognized type of malabsorption. N Engl J Med 283:1297-1301, 1970.
[52]坪内直子, 沼田政嗣, 大野香苗, 他. 経時的に内視鏡で観察したcollagenous sprueの1例. 胃と腸 49:1355-1361, 2014.
[53]Yamamoto Y, Yamada T, Akutsu D, et al. Collagenous sprue diagnosed by double balloon endoscopy. Dig Endosc 6: 108-112, 2014.
[54]Zhao X, Johnson RL. Collagenous sprue: a rare, severe small-bowel malabsorptive disorder. Arch Pathol Lab Med 135:803-809, 2011.
[55]Satoyoshi E. A syndrome of progressive muscle spasms, alopecia and diarrhea. Neurology 28:458-471, 1978.
[56]Nagahama T, Yao K, Oishi T, et al. GI manifestation of

Satoyoshi's syndrome. Gastrointest Endosc 64:143–145, 2006.
[57] 長浜孝，松井敏幸，田辺寛，他．著しい消化管病変を主徴とした里吉症候群の2例—特徴的な消化管病変とその臨床経過，病理組織学的所見を中心に．胃と腸 41:1683–1697, 2006.
[58]長浜孝，松井敏幸，岩下明德．里吉症候群．胃と腸 43:713–718, 2008.

Summary

Celiac Disease

Teruyuki Takeda[1], Fumihito Hirai,
Noritaka Takatsu, Masahiro Kishi[2],
Tsuyoshi Beppu, Takashi Hisabe,
Masaki Miyaoka[3], Kenshi Yao,
Ken Kinjo[4], Atsuko Ota,
Hiroshi Tanabe, Seiji Haraoka,
Akinori Iwashita, Takashi Nagahama[5],
Toshiharu Ueki[2]

Celiac disease, an autoimmune enteropathy, is caused by oral ingestion of gluten. Although rare in Japan, celiac disease merits elucidation as one of the diseases causing villous atrophy. The typical endoscopic findings of celiac disease are mosaic-patterned mucosa, deep mucosal grooves, scalloping, nodular mucosa, decline or loss of folds, visible submucosal vessel on a background of fold loss, and multiple erosions in the duodenum or small intestine. Pathological examination is imperative for definitive diagnosis, characterized by villous atrophy and elevated lymphoplasmacytic infiltration in the lamina propria. In addition, flattening, blunting, or absence in the degree of villous atrophy is assessed by the Marsh classification. This study aims to illustrate representative images and pathological findings of celiac disease with other differential diseases causing villous atrophy.

[1]Inflammatory Bowel Disease Center, Fukuoka University Chikushi Hospital, Chikushino, Japan.
[2]Department of Gastroenterology, Fukuoka University Chikushi Hospital, Chikushino, Japan.
[3]Department of Endoscopy, Fukuoka University Chikushi Hospital, Chikushino, Japan.
[4]Department of Pathology, Fukuoka University Chikushi Hospital, Chikushino, Japan.
[5]Nagahama Clinic, Fukuoka, Japan.

小肠的非肿瘤性疾病

——家族性地中海热的小肠病变

饭田智哉[1]
宫川麻希[2]
那须野正尚
田中浩纪
吉田雄一朗[3]
藏原晃一
朝仓谦辅[4]
梁井俊一
松本主之
仲濑裕志[1]

摘要●家族性地中海热（FMF）是一种在腹部、胸部等伴有由浆膜炎引起的疼痛和周期性发热为特征的遗传性自身炎性疾病。虽然FMF患者呈现出消化道黏膜损伤的情况很少，但是近年来散见有合并类似于炎症性肠病的消化道病变的病例报道。另一方面，关于FMF的小肠病变的报道迄今还很有限。本文中，总结了关于FMF的小肠病变的报道病例，并对其内镜表现进行论述。FMF患者可见有的小肠病变多为阿弗他溃疡、糜烂、溃疡、水肿等，为了明确FMF的小肠病变的内镜下特征，有必要进一步积累病例。

关键词 炎性肠病 家族性地中海热 *MEFV*基因

[1]札幌医科大学医学部消化器内科学講座
〒060-8543北海道札幌市中央区南1条西16丁目 E-mail : hiropynakase@gmail.com
[2]札幌厚生病院IBDセンター
[3]松山赤十字病院胃腸センター
[4]岩手医科大学医学部内科学講座消化器内科消化管分野

前言

溃疡性结肠炎（Ulcerative Colitis，UC）或Crohn病（Crohn's Disease，CD）等炎症性肠病（Inflamma-tory Bowel Disease，IBD）是难治性疾病，在日本其患者数在显著增加。其病因迄今尚不明确，查明IBD的病因、病机是临床上重要的课题。虽然在UC将弥漫性、连续性的炎症性表现（糜烂、溃疡、假息肉病等）作为特征性的表现，在CD将纵行溃疡和铺路石样表现作为特征性的内镜表现，但有时存在难以鉴别的病例，定义为未定型炎症性肠病（IBD-Unclassified，IBDU）。近年来明确了在被认为是这种IBDU的疾病群中，有家族性地中海热（Familial Mediterranean Fever，FMF）参与的病史。

FMF是一种遗传性自身炎症性疾病，其特征是在腹部、胸部等处伴有由浆膜炎引起的疼痛和周期性发热，在地中海沿岸的民族发病较多。FMF患者的腹痛的原因主要是浆膜炎，一直认为极少会有消化道黏膜损伤的情况，但是近年来散见有合并类似于IBD的消化道病变的病例报道。但是，关于FMF的小肠病变的报道很少，关于其内镜表现迄今尚不清楚。本文总结了日本及其他国家关于FMF小肠病变的报道病例，并对其内镜表现进行论述。

FMF和*MEFV*基因

FMF是单一基因的遗传性疾病，在1997年作为FMF的致病基因，位于16号染色体短臂的地中海热（Mediterranean Fever，*MEFV*）基因被鉴定，其基因产物被命名为热蛋白（Pyrin）。*MEFV*基因由10个外显子构成，到目前为止，在全世界报道有50种以上的突变。其中，在外显子10（M694V、V726A、M694I、M680I）和

表1 Tel-Hashomer临床诊断标准

主要标准	次要标准
(1)~(4) 典型的发作 (1) 腹膜炎（非局限性） (2) 胸膜炎（单侧性）或心包炎 (3) 单关节炎（股，膝，足） (4) 只发烧	(1)~(3) 下述可见的不完全发作 (1) 腹部 (2) 胸部 (3) 关节 (4) 运动时下肢痛 (5) 对秋水仙碱反应良好
满足1个以上主要标准和2个以上次要标准时，诊断为FMF	

（转载自"Livneh A, et al. Criteria for the diagnosis of familial Mediterranean fever. Arthritis Rheum 40：1879-1885, 1997"）

外显子2（E148Q）这5个基因中的某一个，有74%以上的基因突变被鉴定。在日本，在*MEFV*基因鉴定后现在也能够进行基因诊断，报道了多个FMF病例。日本人FMF病例大多为E148Q或M694I的突变，而在好发民族中报道最多的是M694V的突变，好发突变部位因人种不同而不同。

在本病中，*MEFV*基因为突变型纯合子或复合型杂合子，遗传形式被认为是常染色体隐性遗传。但是，也有报道称，即使在典型的FMF患者中，只存在*MEFV*突变只存在杂合子的病例，以及被诊断为FMF的患者的约10%没有突变，到现在不明之处还有很多。

FMF的病机和炎性小体

炎性小体是自然免疫系统的受体及传感器，它接受来自感染性微生物和宿主蛋白质的分子，调节Caspase-1的活化，剪切白细胞介素-1β（Interleukin 1β，IL-1β）前体，转换为活性化型IL-1β，是细胞内蛋白复合体。其构成是由识别刺激的核苷酸结合寡聚化结构域样受体（NOD-like Receptors，NLR）家族、凋亡相关斑点样蛋白（Apoptosis-Associated Speck-Like Protein Containing CARD，ASC）等适配器分子、Caspase-1组成。近年来，炎性小体在各种各样的疾病中的作用受到关注。NLR的代表是NLRP3，关于其与IBD之间的关系也有很多报道。

另一方面，热蛋白由781个氨基酸组成，在中性粒细胞、嗜酸性粒细胞、活化单核细胞、浆膜或滑膜的成纤维细胞中表达。而且这种热蛋白通过抑制炎性小体的组成成分——ASC和Caspase-1的结合，负调控炎性小体活性，但一般认为FMF是由于*MEFV*基因突变导致的热蛋白功能异常为背景的炎症控制机制的漏洞，特别是由于炎性小体的活化而发病。如果在细胞内炎性小体活化因子慢性积累，就会产生与自身炎症性疾病一样的炎症持续的现象。已证实，FMF治疗的首选药秋水仙碱可通过微管抑制NLRP3和ASC的接近，从而减轻NLRP3炎性小体介导的炎症。

FMF的症状和诊断标准

FMF被分为典型病例和非典型病例。发病率高、典型病例多的民族多以Tel-Hashomer诊断标准（**表1**）为基础进行FMF的诊断，但在约4%呈非典型临床症状的日本，多采用根据其临床特征更单纯改变分类的诊断标准（**表2**）。

非典型病例的临床表现为：①发热的持续时间较短；②发热不一定超过38℃；③腹痛发作为局限性，无腹膜刺激症状；④浆膜炎的发作时间短（或长）；⑤关节炎发病于非典型部位等。在非典型病例的诊断中多参考*MEFV*基因解析的结果。作为非典型FMF的*MEFV*基因突变的特征，可见有外显子10的突变较少，外显子1（E84K）、外显子2（E148Q、L110P-E148Q，R202Q、G304R）、外显子3（P369S-R408Q）、外显子5（S503C）的突变较多这一特点。另外，

表2 家族性地中海热（FMF）的诊断标准
（“关于自身炎症性疾病及其类似疾病的诊断标准、重症程度分类、诊疗方针确立的研究”研究班）

1. 临床表现
 (1) 必需项目：持续 12 ~ 72 h 的 38 ℃以上的发热反复 3 次以上。发热时，见有 CRP 和血清淀粉样蛋白 A（SAA）等炎症检查指标的显著升高。在发作间歇期，这些症状消失
 (2) 辅助项目
  ① 作为发热时的伴随症状，有以下任意一种
   a. 非局限性腹膜炎引起的腹痛
   b. 胸膜炎引起的胸背部疼痛
   c. 关节炎
   d. 心包炎
   e. 睾丸浆膜炎
   f. 脑脊髓膜炎引起的头痛
  ② 通过秋水仙碱的预防内服发作消失或减轻
2. *MEFV* 基因分析
 (1) 在临床表现中见有必需项目和辅助项目中的任意 1 个项目以上时，临床上诊断为 FMF 典型病例
 (2) 对于只反复发热，或者只具有 1 个以上辅助项目等非典型症状的病例，进行 *MEFV* 基因的解析，在以下情况下诊断为 FMF 或 FMF 非典型病例
  a. 见有外显子 10 的突变（M694I、M680I、M694V、V726A）（包括杂合突变在内）的情况下，诊断为 FMF
  b. 见有外显子 10 以外的突变（E84K、E148Q、L110P-E148Q、P369S-R408Q、R202Q、G304R、S503C）（包括杂合子突变在内），并且在秋水仙碱的诊断性给药中有反应的情况下，诊断为 FMF 非典型病例
  c. 虽然无突变，但在秋水仙碱的诊断性给药中有反应的情况下，诊断为 FMF 非典型病例

CRP：C-Reactive protein，C 反应蛋白；SAA：Serum Amyloid A，血清淀粉样蛋白 A。
（转载自“家族性地中海熱．厚生労働省ホームページ”）

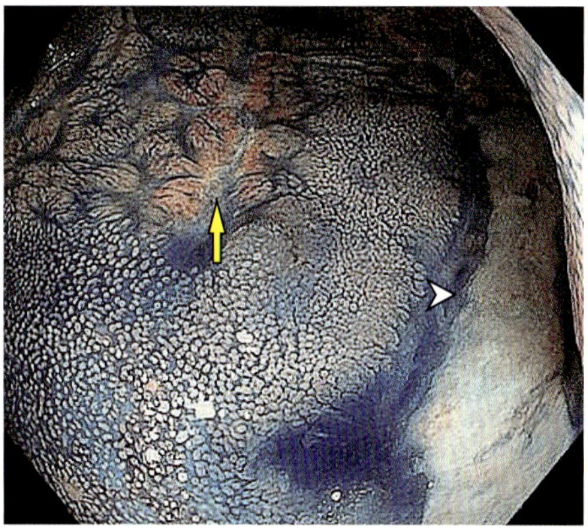

图1 回肠末端的内镜像。在回肠末端的肠系膜附着部对侧见有附着白苔的纵行溃疡（白色箭头所指）。还见有处于部分治愈过程中的纵行溃疡（黄色箭头所指）。

在非典型病例中，有杂合子突变多的趋势。据推测，由于人种差异和 *MEFV* 基因的多种突变等位基因的不同，FMF 伴有的症状也不同。

FMF小肠病变

在日本，没有关于 FMF 的小肠病变的综述报道，只是散见有病例报道。Takahashi 等报道了 1 例 25 岁的有多发于回肠末端的表浅溃疡性病变的 FMF 病例［*MEFV* 基因外显子 2（E148Q）杂合子突变］。Yorifuji 等报道了 1 例 55 岁的 FMF 病例，在患者（无 *MEFV* 基因突变，根据 Tel-Hashomer 诊断标准诊断）的空肠呈糜烂、充血、水肿，给予秋水仙碱有效。另外，Kitade 等根据在 66 岁的 FMF 患者［外显子 1（e84k），外显子 3（p369s）复合杂合子突变］的小肠病变的胶囊内镜检查和小肠内镜检查的图像结果，认为在周围呈缠绕白色下摆的花瓣图案的黏膜发红为 FMF 小肠病变的特征性表现。另外，Asakura 等报道了 1 例在回肠末端的肠系膜附着部对侧有纵行溃疡的 21 岁 FMF 患者病例［外显子 2（E148Q /L110P）复合杂合子突变］（**图1**）。在该病例，对英利昔单抗的治疗无效，用秋水仙碱得到了缓解。现在，作为日本厚生劳动省关于难治

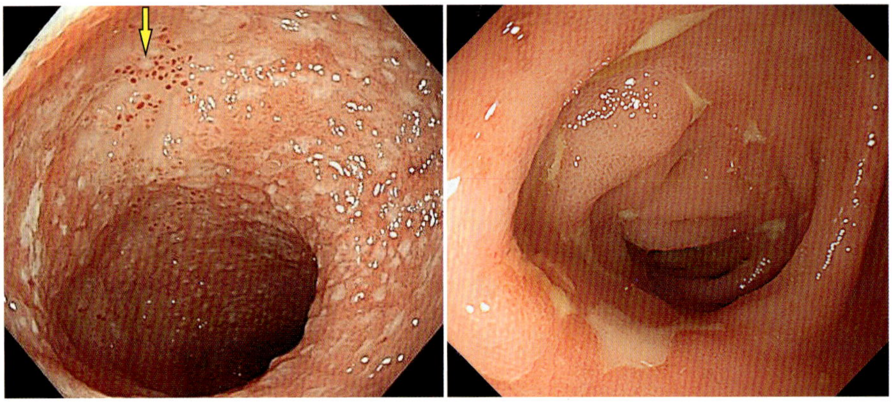

a | b

图 2 回肠末端的内镜像。
a 以水肿性黏膜为背景，小糜烂多发，在 11—12 点钟方向上，还伴有部分发红的表浅溃疡形成（黄色箭头所指）。
b 多发性糜烂，形成溃疡，溃疡之间的黏膜呈水肿状，肠道内腔呈轻度狭窄。

性炎症性肠道损伤的调查研究之一，以仲濑等人为中心，正在致力于“家族性地中海热基因相关性肠炎诊断法的确立（UMIN 试验 ID: 000022289）”这一课题。根据迄今为止的研究结果，在 26 例 FMF 相关性肠炎中，明确了在 17 例（65.4%）存在小肠病变。最多的表现是伴有水肿的阿弗他溃疡、糜烂、溃疡（**图 2**），其中还发现了见有重度狭窄的病例（**图 3**）。

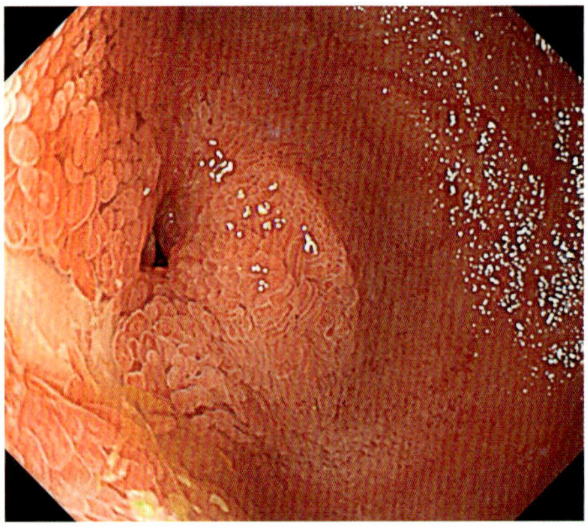

图 3 双气囊小肠内镜表现。呈伴有溃疡形成的全周性狭窄，内镜探头不能通过。

另一方面，当把目光转向其他国家的报道时，Agin 等报道，以 28 例 FMF 患者为对象，就其消化道病变进行了研究，其中在施行了大肠内镜检查的 16 例中有 2 例（12.5%）在回肠末端见有溃疡形成。另外，Demir 等以 41 例 FMF 患者为对象，利用胶囊内镜对其小肠病变进行了研究。结果发现，26.8% 的患者见有糜烂，17.1% 的患者见有溃疡，29.3% 的患者见有水肿；糜烂和溃疡存在于空肠的占 64%，存在于回肠的占 24%。在近半数的 FMF 患者见有小肠病变是非常有趣的结果，但不能否认这些表现有可能是合并了淀粉样变性。另外，在 41 例对象患者中，76.5% 具有外显子 10 的突变，这与日本的患者背景有很大差异，有可能与日本 FMF 患者的小肠病变的特征不同。

当根据以上的结果对日本以及其他国家的 FMF 患者小肠病变进行总结时，认为糜烂、溃疡等是主要的表现。但如前面所提到的那样，笔者等也经历过呈明显狭窄的病例，推测 FMF 的小肠病变呈现多样的内镜表现，在进一步研究中有必要收集今后的病例。

对于FMF的肠道病变的治疗

FMF 治疗的核心是给予秋水仙碱，用秋水仙碱大多可以看到症状的改善。秋水仙碱的有效性在随机对照试验（Randomized Controlled Trial，RCT）中也得到了证实，在成人、儿童也被定位为首选药。在关于 FMF 治疗的欧洲抗风湿病联盟（European League Against Rheumatism，

EULAR）的建议（Recommendations）中，秋水仙碱治疗开始后，间隔 3 个月应判定治疗效果，发热发作在 3 个月中有 1 次以上，或者不管有无发作，在炎症反应持续的情况下，推荐应该增加秋水仙碱的给药量，秋水仙碱的最大给药量在其他国家成人的情况下为 3 mg/d。不仅是典型 FMF 病例，在非典型 FMF 病例的情况下，大多通过给予秋水仙碱见有症状的改善。

不过，据报道，在约 5% 的 FMF 病例用秋水仙碱无效，对于这样的病例，因为最近在日本针对 IL-1β 的基因重组人免疫球蛋白 G1 单克隆抗体——卡那单抗（Canakinumab）被纳入医保目录，开始被使用。在笔者等的临床研究机构中，也遇到过对秋水仙碱无反应的 FMF 相关性肠炎病例对卡那单抗有效的情况。

另外，关于腹痛和其他疼痛，考虑有可能是消化道损伤，应尽量避免使用非甾体类抗炎药（Nonsteroidal Anti-Inflammatory Drugs，NSAIDs）。

结语

在迄今被诊断为 IBDU 的病例中，存在与 FMF 有关的病例。通过阐明其表现，可以推测，在此前被认为是难治性的 IBDU 的患者的一部分，可以大幅改善其预后。其中，内镜诊断所起的作用很重要，关于 FMF 的肠道病变，尤其是小肠病变的内镜特征的阐明，需要今后病例的积累。

参考文献

[1] Alghamdi M. Familial Mediterranean fever, review of the literature. Clin Rheumatol 36:1707–1713, 2017.

[2] Arasawa S, Nakase H, Ozaki Y, et al. Mediterranean mimicker. Lancet 380:2052, 2012.

[3] Esaki M, Kawano S, Matsumoto T. Rare cause of duodenojejunal pseudopolyposis : Report of a case of adult-onset familial Mediterranean fever. Dig Endosc 29:394–395, 2017.

[4] Torisu T, Kawatoko S, Esaki M. Febrile attacks with a refractory colonic lesion. Gastroenterology 153:19–20, 2017.

[5] Centola M, Chen X, Sood R, et al. Construction of an approximately 700-kb transcript map around the familial Mediterranean fever locus on human chromosome 16p13.3. Genome Res 8:1172–1191, 1998.

[6] Touitou I. The spectrum of Familial Mediterranean Fever (FMF) mutations. Eur J Hum Genet 9:473–483, 2001.

[7] Padeh S, Livneh A, Pras E, et al. Familial Mediterranean fever in children presenting with attacks of fever alone. J Rheumatol 37:865–869, 2010.

[8] Guo H, Callaway JB, Ting JP. Inflammasomes : mechanism of action, role in disease, and therapeutics. Nat Med 21:677–687, 2015.

[9] Kanneganti TD. Inflammatory Bowel Disease and the NLRP3 Inflammasome. N Engl J Med 377:694–696, 2017.

[10] Liu L, Dong Y, Ye M, et al. The Pathogenic Role of NLRP3 Inflammasome activation in inflammatory bowel diseases of both mice and humans. J Crohns Colitis 11:737–750, 2017.

[11] Livneh A, Langevitz P, Zemer D, et al. Criteria for the diagnosis of familial Mediterranean fever. Arthritis Rheum 40:1879–1885, 1997.

[12] Migita K, Uehara R, Nakamura Y, et al. Familial Mediterranean fever in Japan. Medicine (Baltimore) 91:337–343, 2012.

[13] 家族性地中海熱. 厚生労働省ホームページ. http://www.mhlw.go.jp/file/06-Seisakujouhou-10900000-Kenkoukyoku/0000101069.pdf (2019/1/11).

[14] Takahashi T, Tsukuda H, Itoh H, et al. An atypical familial Mediterranean fever patient who developed ulcers in the terminal ileum and recurrent abscess-like lesions in multiple organs. Intern Med 51:2239–2244, 2012.

[15] Yorifuji N, Kakimoto K, Higuchi K. Recurrent abdominal pain accompanied by small intestinal lesions. Gastroenterology 148:24–25, 2015.

[16] Kitade T, Horiki N, Katsurahara M, et al. Usefulness of small intestinal endoscopy in a case of adult-onset familial mediterranean fever associated with jejunoileitis. Intern Med 54:1343–1347, 2015.

[17] Asakura K, Yanai S, Nakamura S, et al. Familial Mediterranean fever mimicking Crohn disease : a case report. Medicine (Baltimore) 97:e9547, 2018.

[18] Agin M, Tumgor G, Kont A, et al. Endoscopic findings in patients with familial Mediterranean fever and dyspeptic symptoms. Prz Gastroenterol 13:234–241, 2018.

[19] Demir A, Akyüz F, Göktürk S, et al. Small bowel mucosal damage in familial Mediterranean fever : results of capsule endoscopy screening. Scand J Gastroenterol 49:1414–1418, 2014.

[20] Zemer D, Revach M, Pras M, et al. A controlled trial of colchicine in preventing attacks of familial mediterranean fever. N Engl J Med 291:932–934, 1974.

[21] Hentgen V, Grateau G, Kone-Paut I, et al. Evidence-based recommendations for the practical management of Familial Mediterranean Fever. Semin Arthritis Rheum 43:387–391, 2013.

[22] Ozen S, Demirkaya E, Erer B, et al. EULAR recommendations for the management of familial Mediterranean fever. Ann Rheum Dis 75:644–651, 2016.

Summary

Small Intestinal Lesions in Patients with Familial Mediterranean Fever Detected by Endoscopy

Tomoya Iida[1], Maki Miyakawa[2],
Masanao Nasuno, Hiroki Tanaka,
Yuichiro Yoshida[3], Koichi Kurahara,
Kensuke Asakura[4], Shunichi Yanai,
Takayuki Matsumoto, Hiroshi Nakase[1]

FMF (familial mediterranean fever) is a hereditary autoinflammatory disease characterized by periodic fevers and pain induced by serositis of the abdomen, chest, and other areas. Although it is rare for FMF to present with disorders of the gastrointestinal mucosa, reports have detailed cases complicated by gastrointestinal lesions that resemble inflammatory bowel disease. Here we summarize the reports of FMF-related small bowel lesions and discuss the endoscopic characteristics of these lesions. Most of the small bowel lesions observed in patients with FMF were aphthae, erosions, abscesses, or edema, but more cases are needed to fully confirm the endoscopic characteristics of FMF small bowel lesions.

[1]Department of Gastroenterology and Hepatology, Sapporo Medical University School of Medicine, Sapporo, Japan.
[2]Inflammatory Bowel Diseases Center, Sapporo-Kosei General Hospital, Sapporo, Japan.
[3]Division of Gastroenterology, Matsuyama Red Cross Hospital, Matsuyama, Japan.
[4]Division of Gastroenterology, Department of Internal Medicine, Iwate Medical University, Morioka, Japan.

小肠的非肿瘤性疾病

——小肠淋巴管扩张症

中村 正直[1]
山村 健史[2]
前田 启子
泽田 纲骑
水谷 泰之[1]
丹羽 庆树
石川 惠里
大冢 裕之
铃木 悠土
西川 贵广
石田 哲也
久野 刚史
服部 峻
山田 启策
广冈 芳树[2]
藤城 光弘[1]

摘要●小肠淋巴管扩张症（SBL）是伴随着小肠淋巴管的狭窄、栓塞或淋巴管内压的上升，黏膜、黏膜下层的淋巴管扩张，蛋白质和脂肪等从外周的淋巴管向肠道内漏出的蛋白丢失性胃肠病的代表性疾病。在见有淋巴管扩张和与之相伴的临床障碍时可以诊断。是否引起蛋白丢失性胃肠病的诊断也很重要。在小肠内镜检查中，SBL被分为两种类型：①黏膜表现为具有白色绒毛、播散性白点的白色绒毛组；②无异常，或见有轻度绒毛肿大的非白色绒毛组。它们的治疗反应性不同，在非白色绒毛组有效果较好的趋势。SBL的治疗以营养疗法为中心，至今尚未见根治性的对其有显著疗效的治疗方法。药物疗法部分有效。预后需注意随访中的机会感染。

关键词 **胶囊内镜 双气囊内镜 白色绒毛 蛋白丢失性肠病 小肠**

[1]名古屋大学大学院医学系研究科消化器内科学
〒466-8550 名古屋市昭和区鶴舞町65 E-mail : makamura@med.nagoya-u.ac.jp
[2]名古屋大学医学部附属病院光学医療診療部

前言

小肠淋巴管扩张症（Small Bowel Lymphangiectasia，SBL）是蛋白质丢失性胃肠病的代表性疾病，表现为由于包含白蛋白在内的血浆蛋白质从消化道黏膜病态地向消化道的内腔渗漏而产生的低蛋白血症，以及与之相伴的各种症状。①在从肠黏膜的黏膜内淋巴管一直到向淋巴流的中枢——静脉系流入的胸导管的路途之间引起物理性狭窄的情况下；②由于静脉压、门脉压显著升高而导致淋巴管内压上升的情况下，黏膜的淋巴管扩张，见有从肠黏膜表面乳糜（脂肪、蛋白质、淋巴细胞等）的漏出，由于持续而引起低蛋白血症。

①的原因一般认为是胸部手术后、先天性异常、感染性疾病、放射线损伤、腹腔内肿瘤、腹膜后纤维化等；②的原因被举出有右心功能不全、收缩性心膜炎、肝硬化、Fontan手术后等。实际上有时会遇到原因不明的情况。另一方面，由于白细胞、γ球蛋白也同样丢失，从而引起免疫功能低下，呈现易感染性，因此有时机会感染是致命性的。

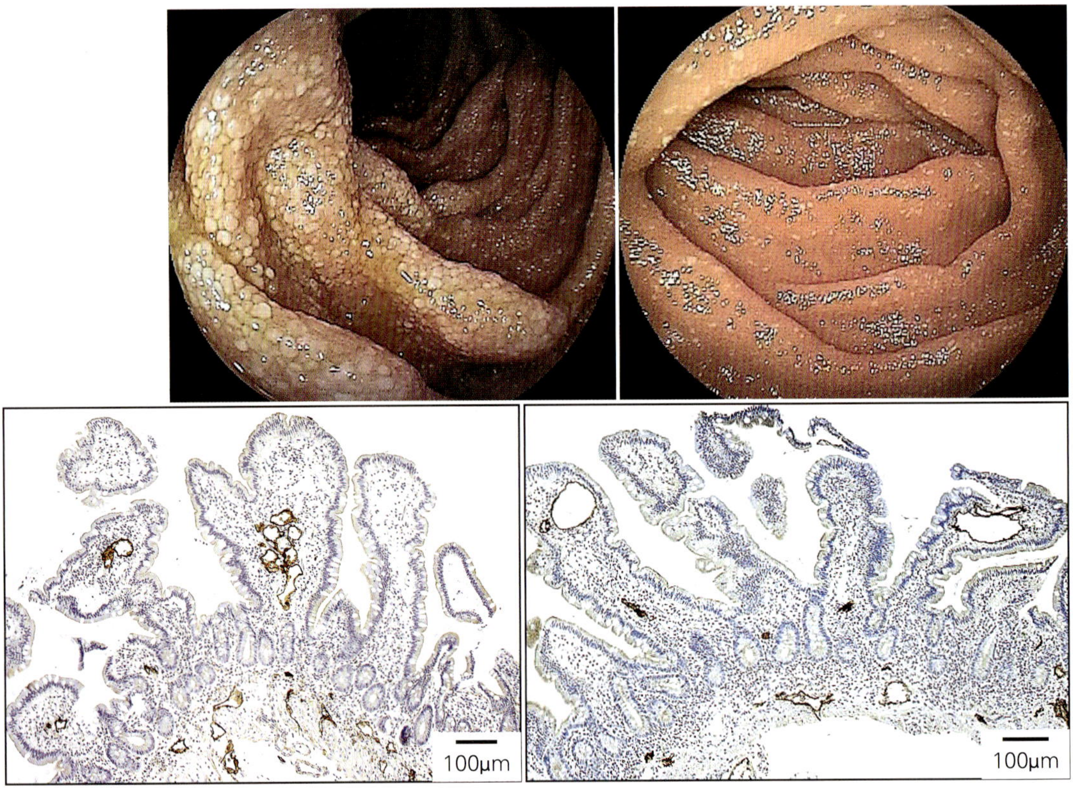

a	b
c	d

图1 白色绒毛型（WV组）的SBL。
a，b 双气囊内镜像。在水肿状的黏膜上见有许多比较细的白色绒毛、播散性白点。由于含有渗出蛋白的黏液而呈现出有光泽的表面。
c，d 活检组织病理像（D2-40染色）。显示出绒毛内、黏膜固有层的淋巴管呈多囊性扩张的趋势。
（转载自"Ohmiya N, et al. Classification of intestinal lymphangiectasia with protein-losing enteropathy: white villi type and non-white villi type. Digestion 90: 155-166, 2014"）

诊断

在本病，在见有黏膜、黏膜下层的淋巴管扩张的证据和由此产生的临床症状、临床表现时可以诊断。由于肠淋巴管扩张，黏膜病变呈白色绒毛多发，通过发现该表现接近诊断。由于主要在十二指肠和上空肠见有白色绒毛表现，因此以上消化道内镜检查、气囊小肠内镜检查和胶囊内镜检查为诊断的中心。关于气囊内镜检查，其有用性已被记载于小肠内镜诊疗方案中，病理组织学诊断和根据抽取肠液进行的微生物检查对于SBL的诊断和鉴别诊断是有用的。

Ohmiya等将SBL的小肠黏膜表现分为2种类型，即具有白色绒毛、播散性白点的白色绒毛组（White Villi Type，WV；**图1a，b**）和在黏膜表面完全未见异常或见有水肿状黏膜的非白色绒毛组（Non-White Villi Type，NWV；**图2a、b**）。这些情况反映，在活检组织病理像上也见有差异：在WV组，黏膜固有层的淋巴管显示多囊性扩张的趋势（**图1c，d**）；而在NWV组，则显示出与绒毛的长径向相同方向笔直伸长的表现，见有黏膜下层以深的淋巴管扩张（**图2c**）。

SBL的影像诊断还包括CT、小肠X线造影检查等。CT显示肠壁肥厚，对判断其患病范围内的水肿程度有帮助，另外因为有时还见有肠系膜或腹膜后脂肪组织浓度升高和淋巴结肿大，因此是在初次诊断时希望能进行的检查。小肠双重造影像中有时被称为朦胧像的肠表面的线变得不清晰，显示着在肠道内腔中含有漏出的蛋白质和脂肪的肠液和钡混合在一起的状态。作为其他的表现，Kerckring皱襞的肥厚、微小颗粒－结节表现是特征性的。

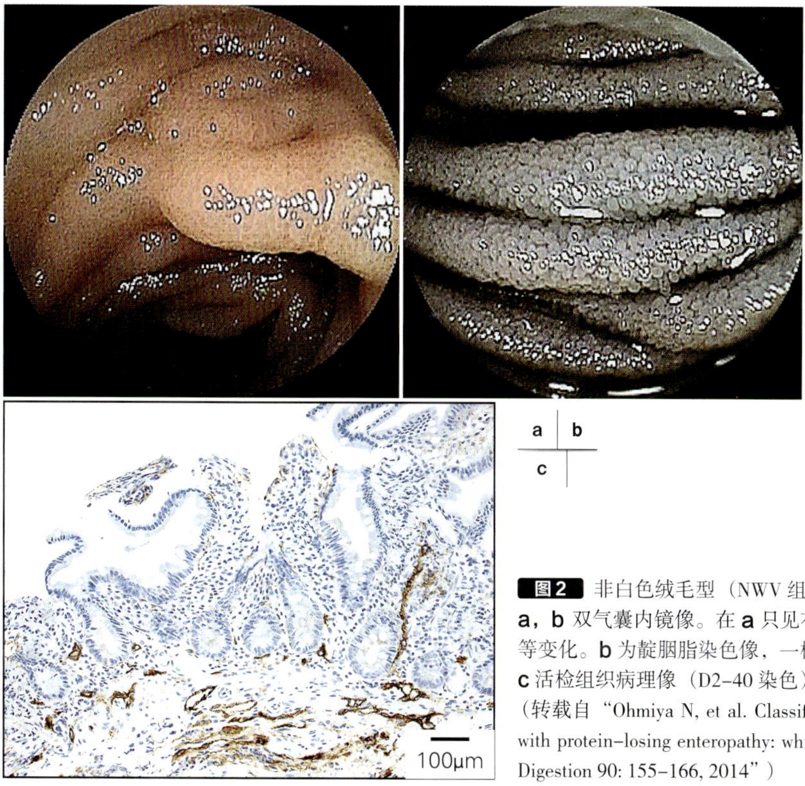

a | b
c

图2 非白色绒毛型（NWV 组）的 SBL。
a，b 双气囊内镜像。在 **a** 只见有轻度绒毛肿大，未见表面的凹凸等变化。**b** 为靛胭脂染色像，一根根绒毛肿大的样子变得清晰。
c 活检组织病理像（D2-40 染色）。淋巴管呈直线样伸长的表现。
（转载自“Ohmiya N, et al. Classification of intestinal lymphangiectasia with protein-losing enteropathy: white villi type and non-white villi type. Digestion 90: 155-166, 2014”）

在临床检查值方面，见有低蛋白血症（总蛋白 60 g/L 以下）或低白蛋白血症（白蛋白 30 g/L 以下），当 α_1 抗胰蛋白酶清除率 13 mL/d 以上、在蛋白漏出闪烁显像中随着时间变化见有从消化道的漏出表现时，可以成为本病的辅助诊断。

Ohmiya 等报道，NWV 组与 WV 组相比，蛋白漏出表现明显，但对类固醇治疗的反应性较高，这点在将两者分开研究治疗方针上很重要。在有成为本病原因的明确的原发疾病的情况下，可以诊断为继发性 SBL；在原因不明的情况下，可以诊断为原发性 SBL。在继发性 SBL 的情况下，由于原疾病的治疗直接成为 SBL 的治疗，因此原疾病的有无和确定非常重要，希望能够事先认识到有可能引起 SBL 的原发疾病的种类。关于原发性 SBL 的病因机制尚不清楚，是今后的研究课题。

在鉴别诊断方面，由于 SBL 多见于低蛋白血症、蛋白丢失性胃肠病，因此建议首先进行消化道内镜检查，包括否定恶性疾病。此时，在从十二指肠到空肠见有的白色绒毛，被指出作为具有白色绒毛的病况的鉴别，可举出以滤泡性淋巴瘤为代表的恶性淋巴瘤、Whipple 病、淋巴管瘤、饭后可见的生理性白色绒毛。在滤泡性淋巴瘤，见有不齐的白色绒毛的蔓延（**图 3a、b**）；在病理组织学上，由于在黏膜内小型的异型淋巴细胞增殖（**图 3c**），内镜像上的各个白色绒毛作为半球状的小隆起被辨识。在 Whipple 病，见有弥漫性的白色绒毛，在小肠黏膜的活检中见有大量 PAS 染色（Periodic Acid-Schiff Staining，过碘酸 - 希夫染色）阳性的泡沫状巨噬细胞（Foamy Macrophages）；淋巴管扩张不明显。在淋巴管瘤，见有局限于肿瘤表面的白色绒毛，周围为正常黏膜（**图 4**）。

临床表现——在笔者所在科室的经验

从内镜表现、病理组织学表现和临床随访几方面，就本院的 SBL 病例的临床表现进行了回顾性研究。对象是 2003 年 6 月—2018 年 10

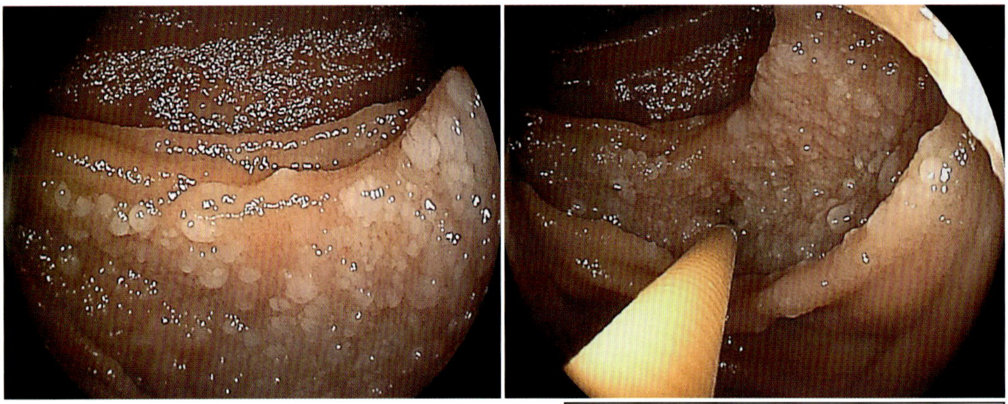

a b
c

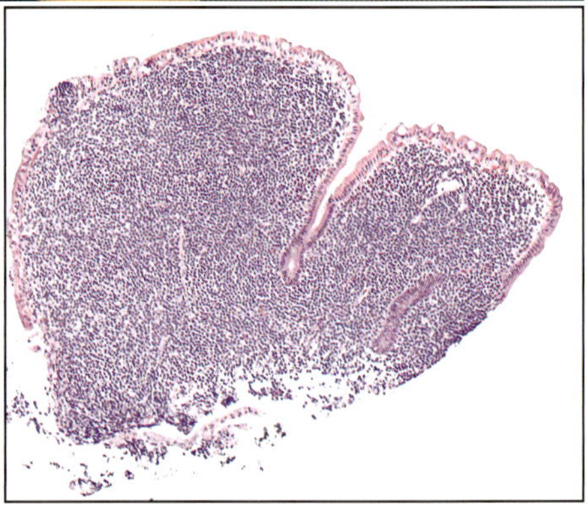

图3 与 SBL 的鉴别。滤泡性淋巴瘤。
a，b 双气囊内镜像。白色绒毛多发。它们大小不同，大多作为半球状隆起被辨识。
c 活检组织病理像（HE 染色）。在上皮正下方，由于肿瘤而见有充满的区域，上皮被顶起。未见淋巴管扩张。

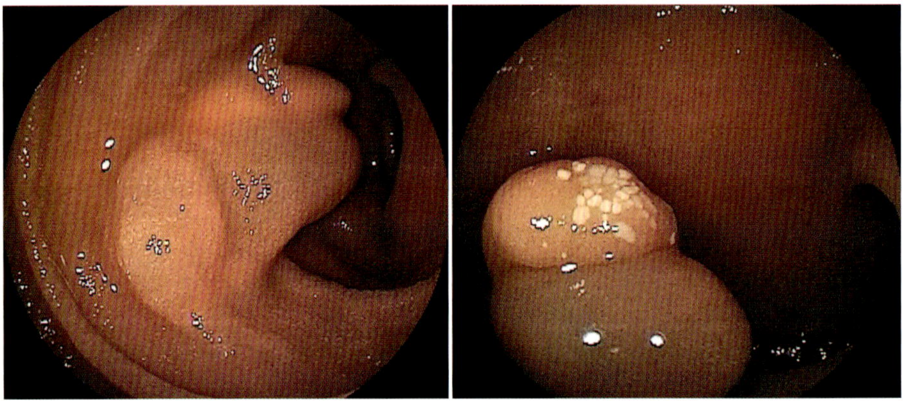

a b

图4 与 SBL 的鉴别。淋巴管瘤。
a 双气囊内镜像。比较高的表面为平滑的隆起性病变。在黏膜表面，极小的白色绒毛多发。
b 双气囊内镜像。在顶部表面也见有明显的白色绒毛。在周围正常黏膜未见白色绒毛。

月为止被诊断为 SBL 的 17 例病例［男性 9 例，女性 8 例，发病年龄中值（范围）为 37 岁（0～75 岁）］。SBL 的诊断是，被诊断为蛋白丢失性胃肠病、并且通过小肠内镜下活检或剖检在病理组织学上见有肠淋巴管扩张、除此之外没有发现蛋白丢失性胃肠病之原因的病例。

当分为 WV 组和 NWV 组比较研究临床结果时，WV 组为 10 例，NWV 组为 7 例。在可测定的病例中，平均 α_1 抗胰蛋白酶清除率为 WV 组：NWV 组=132：284（P=0.05），在 NWV 组见有蛋白丢失多的趋势。对于类固醇的反应，在实施治疗的 13 例中，WV 组：NWV 组＝2/7 例：6/6

例对类固醇有反应，在NWV组见有效果好的趋势。对所有的病例都进行了营养疗法，但是没有得到改善。也遇到过易感染性的病例，因此不仅要注意细菌感染，也要注意巨细胞病毒（Cytomegalovirus，CMV）感染、念珠菌等真菌感染性疾病。

治疗

本病的对因治疗是不可能的，对于低蛋白血症的改善对策成为本病治疗的中心。

1. 药物疗法

肾上腺皮质类固醇在NWV组是有用的，虽然见有黏膜水肿的改善，但大多是暂时的；在WV组缺乏效果。以从泼尼松龙5mg/kg开始的导入为目标，但由于本病因γ球蛋白值的降低而有可能成为易感染状态，所以要注意感染。一直以来，由于血管内脱水、贫血引起高凝，使用华法林和肝素等抗凝血药作为辅助治疗，但缺乏治疗效果的证据。在引起机会感染、重症的情况下，研究反复使用γ球蛋白制剂。

2. 营养疗法

由于消化道黏膜的水肿和白色绒毛也会引起吸收障碍，因此要结合全身的状况判断是否需要经肠营养或静脉营养。为了改善低蛋白血症和改善症状，考虑白蛋白制剂、脂肪乳剂和氨基酸制剂的经静脉给药和氨基酸制剂的经口给药。

食疗也是必要的。建议补充据说减轻淋巴管负担的中链脂肪酸（Medium Chain Fatty Acid，MCFA），推荐补充中链甘油三酯（Medium Chain Triglyceride，MCT）。

3. 外科疗法

只在临床症状严重、病变部位局限的情况下考虑。

结语

在见有原因不明的低蛋白血症和腹泻时，进行小肠内镜下活检，如果可能的话，施行 α_1 抗胰蛋白酶清除率试验和蛋白漏出闪烁显像，以接近SBL的诊断。在继发性SBL的情况下，追踪有可能成为原因的疾病，如果能够确定，就进行针对原因的治疗。对于因营养状态不良而被推测为免疫功能低下的患者，建议提醒其是处于易感染状态。

参考文献

[1] 山本博徳，緒方晴彦，松本主之，他．小腸内視鏡診療ガイドライン．Gastroenterol Endosc 12:2685-2720, 2015.

[2] Ohmiya N, Nakamura M, Yamamura T, et al. Classification of intestinal lymphangiectasia with protein-losing enteropathy: white villi type and non-white villi type. Digestion 90:155-166, 2014.

[3] Takenaka H, Ohmiya N, Hirooka Y, et al. Endoscopic and imaging findings in protein-losing enteropathy. J Clin Gastroenterol 46:575-580, 2012.

[4] 金城福則，金城渚，仲本学，他．Whipple病・糞線虫症．胃と腸 43:643-650, 2008.

Summary

Small Bowel Lymphangiectasia

Masanao Nakamura[1], Takeshi Yamamura[2], Keiko Maeda, Tsunaki Sawada, Yasuyuki Mizutani[1], Yoshiki Niwa, Eri Ishikawa, Hiroyuki Otsuka, Hiroto Suzuki, Takahiro Nishikawa, Tetsuya Ishida, Takeshi Kuno, Shun Hattori, Keisaku Yamada, Yoshiki Hirooka[2], Mitsuhiro Fujishiro[1]

SBL (small bowel lymphangiectasia) is characterized by an enteric loss of plasma proteins in abnormal amounts and the primary etiology of protein-losing enteropathy. SBL can be definitely diagnosed when histopathological findings reveal dilated lymphatic vessels in the small bowel mucosa and submucosa. Mucosal findings of balloon-assisted endoscopy are classified into two categories: the white villi type and non-white villi type. The white villi type is defined as white plaques and white-tipped villi that are scattered in the small bowel (the so-called typical lymphangiectasia). The non-white villi type is apparently normal; however, under more detailed observation, it can be observed as low and round villi with a normal color diffused in the small bowel. Therapeutic response in the non-white villi type is effective. SBL treatment includes diet therapy, medication, and surgical treatment, although no gold standard treatment is yet established. We should therefore be aware that opportunistic infections can occur in SBL patients with weakened immune system.

[1]Department of Gastroenterology and Hepatology, Nagoya University Graduate School of Medicine, Nagoya, Japan.

[2]Department of Endoscopy, Nagoya University Hospital, Nagoya, Japan.

见有小肠溃疡的IgG4相关疾病1例

齐藤 咏子[1]
长沼 诚[2]
根木 真理子[3]
大冢 和朗[4]
渡边 守[1]

摘要● 50多岁，男性。因从4年前开始持续的慢性腹泻，在附近的医院就诊，呈γ球蛋白高值、M蛋白阳性、补体水平降低；在本院胶原病内科的检查中，IgG为4,778 mg/dL，IgG4为2,910 mg/dL，均为高值。随访中因腹痛到本院急诊就诊入院。除慢性腹泻外，CT检查中见有近端小肠的壁肥厚，施行了上消化道内镜检查、下消化道内镜检查和经口双气囊小肠内镜检查，通过在空肠、回肠取材的活检，得到了IgG阳性浆细胞中的IgG4阳性细胞的比例为6%以上的结果和满足IgG4相关疾病的定义的病理表现。本病例在诊断后通过类固醇治疗迅速得到了缓解。笔者认为，在呈慢性腹泻的病例，IgG4相关疾病也得到鉴别。

关键词 IgG4相关疾病　小肠溃疡　双气囊小肠内镜检查　慢性腹泻

[1]東京医科歯科大学消化器内科　〒113-8519 東京都文京区湯島1丁目5-45
E-mail : esaito.gast@tmd.ac.jp
[2]慶應義塾大学医学部消化器内科
[3]東京医科歯科大学病理部
[4]同　光学医療診療部

前言

IgG4相关疾病（IgG4-Related Disease，IgG4-RD）是以血清IgG4高值和病变部明显的IgG4阳性浆细胞浸润为特征、在多脏器引起慢性炎症的全身性疾病。被定义为见有高IgG4血症、高IgG血症、自身抗体的出现等的同时，同时性或异时性见有全身各脏器的肿大或结节、肥厚性病变等原因不明的疾病。据报道，作为患病脏器，有中枢神经系统、泪腺或唾腺（硬化性唾腺炎、Mikulicz病）、甲状腺、肺、胰腺、胆管、肝脏、消化道、肾脏、前列腺、腹膜后腔、淋巴结、动脉、皮肤、乳腺等。因为关于其消化道病变的报道很少，尤其是在小肠引起病变的病例极罕见，所以加以报道。

病例

患者：50多岁，男性。

主诉：腹痛，腹泻，眼干燥，Raynaud症状。

既往史：在8年前因患胆结石胆囊炎而施行了胆囊切除术。

现病史：从约4年前开始见有持续的腹泻，由于从2年前开始出现倦怠感，因此在附近医院接受了诊查。在血液检查中，见有高γ球蛋白血症、M蛋白阳性、补体水平降低，被介绍到本院血液内科。在免疫电泳、sIL-2R检查中，为多克隆高γ球蛋白血症，但无淋巴结肿大，骨髓表现、免疫电泳的结果，排除是多发性骨髓

表 1 入院时的检查结果

血液学		生化		自身抗体	
WBC	8900 /μL	TP	100 g/L	类风湿因子定量	81 U/mL
Hb	119 g/L	Alb	24 g/L	抗核抗体	(−)
Plt	31.3×10^4 /μL	BUN	15.7 mg/dL	抗 DNA 抗体	7.2 IU/mL
凝固		Cre	1.02 mg/dL	SS-A 抗体	(−)
PT (%)	76.8%	Ca	8.1 mg/dL	SS-B 抗体	(−)
APTT	28.2 s (25.8 s)	AST	14 IU/L	MPO-ANCA 抗体	(−)
蛋白成分		ALT	10 IU/L	PR3-ANCA 抗体	(−)
TP	10.6 g/dL	γ GTP	18 IU/L	免疫	
γ Glob	58.1%	T-Bil	1.1 mg/dL	IgG	5636 mg/dL
便培养		AMY	80 U/L	IgG4	2480 mg/dL
Salmonella	(−)	Glu	87 mg/dL	IgM	67 mg/dL
Shigella	(−)	CRP	4.1 mg/dL	IgA	88 mg/dL
Campylobacter	(−)	β_2MG	4.46 mg/L	sIL-2R	2340 U/mL
Vibrio O-157	(−)	尿生化		IL-6	12.5 pg/mL（正常值：4.0 pg/mL 以下）
		尿中 β_2MG	3839 mg/dL	QFT 试验	
		NAG	21.9 U/L	QFT 判定	(−)
				TB 抗原	0.05 未满
				HHV8	(−)

红字是高值，蓝字是低值或阴性项目。

瘤，由于通过 CT 检查也排除了恶性淋巴瘤，所以被介绍到笔者所在医院胶原病内科。在该科施行了泪腺功能检查及自身抗体检查，被否定 Sjogren 综合征。在追加的血液检查中，IgG 为 4778 mg/dL，IgG4 为 2910 mg/dL，均为高值；在腹部 CT 检查中见有胰腺的弥漫性肿大，怀疑为自身免疫性胰腺炎。由于腹泻、腹痛症状加重，还出现恶心症状，在本院急诊门诊接受检查，在腹部盆腔 CT 检查中见有左侧小肠的扩张及液体潴留和主动脉旁淋巴结肿大，以疑似肠梗阻（Subileus）诊断入本院消化内科住院。

入院时临床表现：身高 164 cm，体重 56.5 kg，体温 36.0 ℃，脉搏 64 BPM，规则，血压 105/71 mmHg。头部：结膜贫血（-），口腔湿润。胸部：无异常表现。腹部：平坦而软，肠蠕动音减弱，左下腹部压痛（+），反跳痛（-），肌性防御（-），未能触知肿瘤。四肢无异常。

入院时的检查表现（表 1） γ 球蛋白为高值，人血白蛋白为低值。另外，见有炎症反应升高，尿中 β_2 微球蛋白 3839 mg/dL，尿中乙酰葡萄糖胺酶（NAG）21.9 U/L 等提示间质性肾炎的表现。血清淀粉酶正常。在免疫学检查中，IgG 5636 mg/dL，IgG4 2480 mg/dL，均为高值；可溶性 IL-2 受体为 2340 U/mL，IL-6 为 12.5 pg/mL（正常值：4 pg/mL 以下）。

入院后经过 在住院时的 CT 检查中，与以前的 CT 检查一样，尽管见有胰腺的弥漫性肿大，但腹痛仅局限于左下腹部，血液检查上也无血清淀粉酶值的升高，认为是自身免疫性胰腺炎的可能性低。根据 CT 结果，被诊断为左侧小肠不全性肠梗阻，开始了禁食、输液治疗。根据 IgG 为 6000 mg/dL 以上，IgG4 为 3000 mg/dL 以上，均为高值，有淋巴结肿大，考虑为 IgG4 相关疾病。在 CT 检查中指出有小肠壁肥厚，而且还有慢性

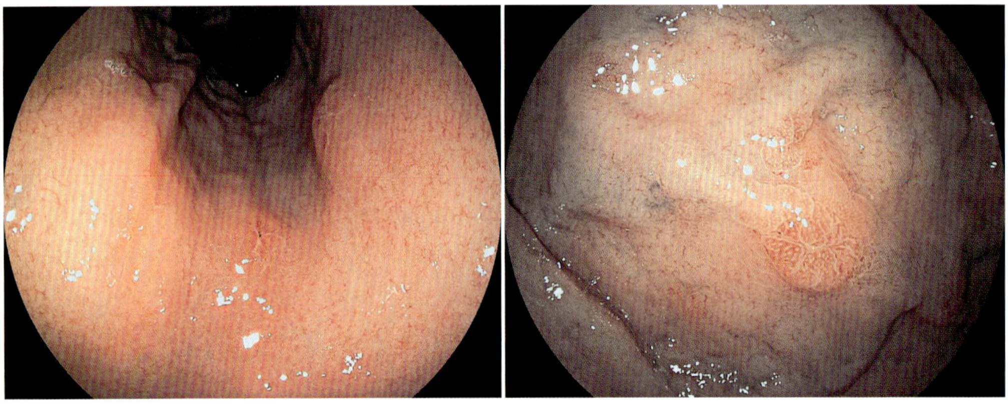

a	b

图 1 胃的常规内镜像。
a 在仰视像中，孤立的糜烂散在于胃体上部小弯处。
b 在俯视像中，在胃体上部大弯处也见有糜烂。

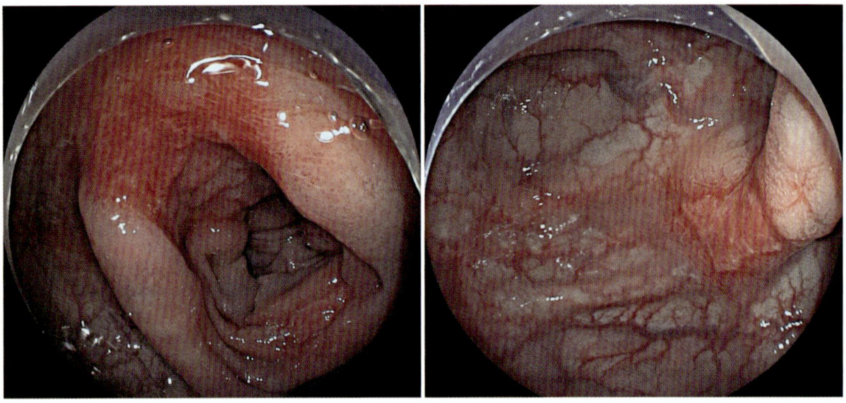

a	b

图 2 大肠的常规内镜像。
a 在肝曲处见有相向的无围堰的表浅的不规则形溃疡。
b 在脾曲处也见有表浅的不规则形溃疡。

腹泻的症状，因此施行了各种消化道检查。

上消化道内镜表现（图 1） 从胃体上部到前庭部多发糜烂。

下部消化道内镜表现（图 2） 在肝曲上发现伴有再生上皮的表浅溃疡（**图 2a**），在脾曲上也见有溃疡形成（**图 2b**）。溃疡之间的黏膜血管透见良好，未见明显的炎症表现。

回肠的病理组织学表现（图 3） 在从回肠末端的内镜下未见异常的部位取材的活检中，在 IgG 阳性（**图 3c**）浆细胞中，IgG4 阳性（**图 3d**）细胞的比例为 6% 左右。

经口双气囊小肠内镜（Double Balloonenteroscopy，DBE）表现（图 4） 以空肠上部为中心，表浅的糜烂及不规则形溃疡多发。

空肠的病理组织学表现（图 5） 通过从空肠的溃疡边缘取材的活检标本的 HE 染色，在黏膜深部见有包括浆细胞在内的炎性细胞浸润（**图 5a、b**）。通过免疫组织化学染色，发现 IgG 阳性（**图 5c**）浆细胞中 IgG4 阳性（**图 5d**）的比例高达七成以上。

鉴别诊断 大肠的溃疡性病变从形状和分布来看，排除是溃疡性结肠炎和 Crohn 病以及 Behcet 病。也没有使用过药物，也排除是非甾体类抗炎药（Nonsteroidal Anti-inflammatory Drugs，NSAIDs）相关性溃疡等药物相关性肠炎。另外，根据活检

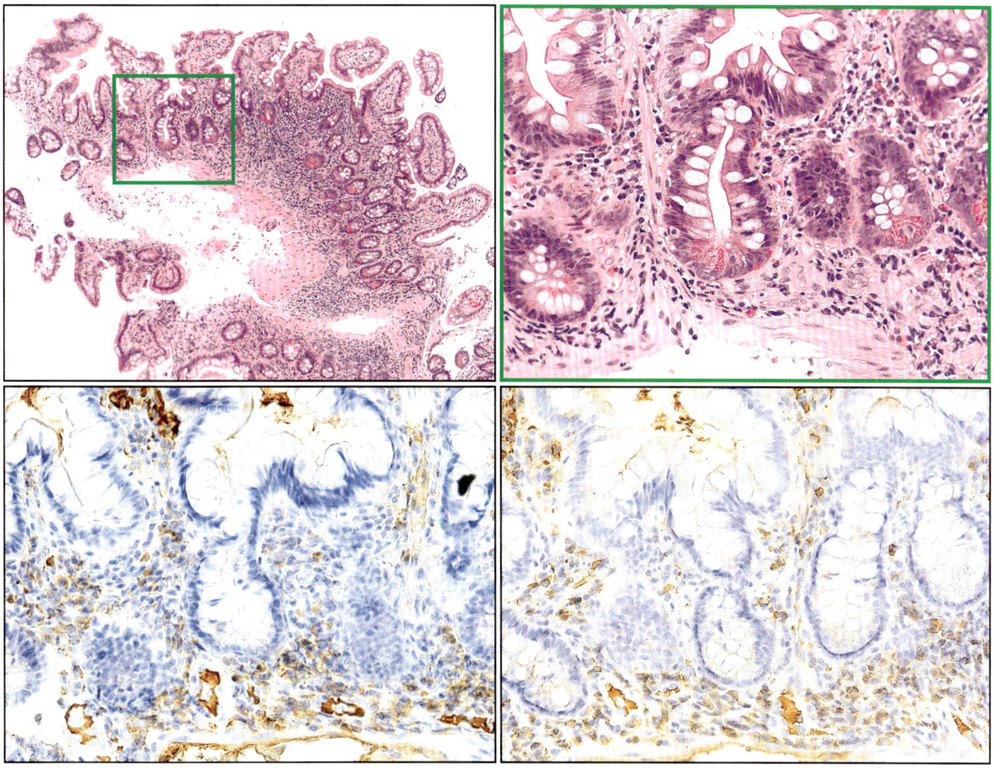

a	b
c	d

图3 取材自回肠末端的活检组织病理像。通过 HE 染色见有浆细胞的浸润（**a**）。**b** 是 **a** 的绿框部放大像。通过免疫染色发现许多 IgG（**c**）和 IgG4（**d**）阳性细胞。

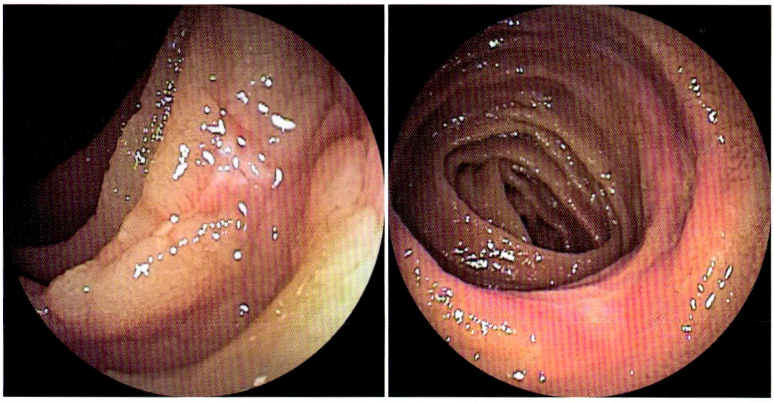

a	b

图4 空肠的 DBE 像。
a 在空肠上部，皱襞上见有 1/4 周性不规则形溃疡。
b 在 **a** 的肛门侧见有孤立的不规则形溃疡。

结果，不满足嗜酸粒细胞性肠炎的诊断标准。根据骨髓表现、免疫电泳的结果，否定是骨髓瘤。

施行了经口 DBE，在空肠上部见有环状溃疡，进行了活检及抗酸菌 PCR 检查。其结果是 PCR 呈阴性，否定是结核。各种培养检查呈阴性，图像检查结果也没有发现明显的恶性肿瘤。根据淋巴结肿大，作为鉴别诊断举出 Castleman 病，当测定 IL-6 值时，为 12.5 pg/mL（正常值：4.0 pg/mL 以下），为轻度偏高。

最终为了鉴别 IgG 相关疾病和 Castleman

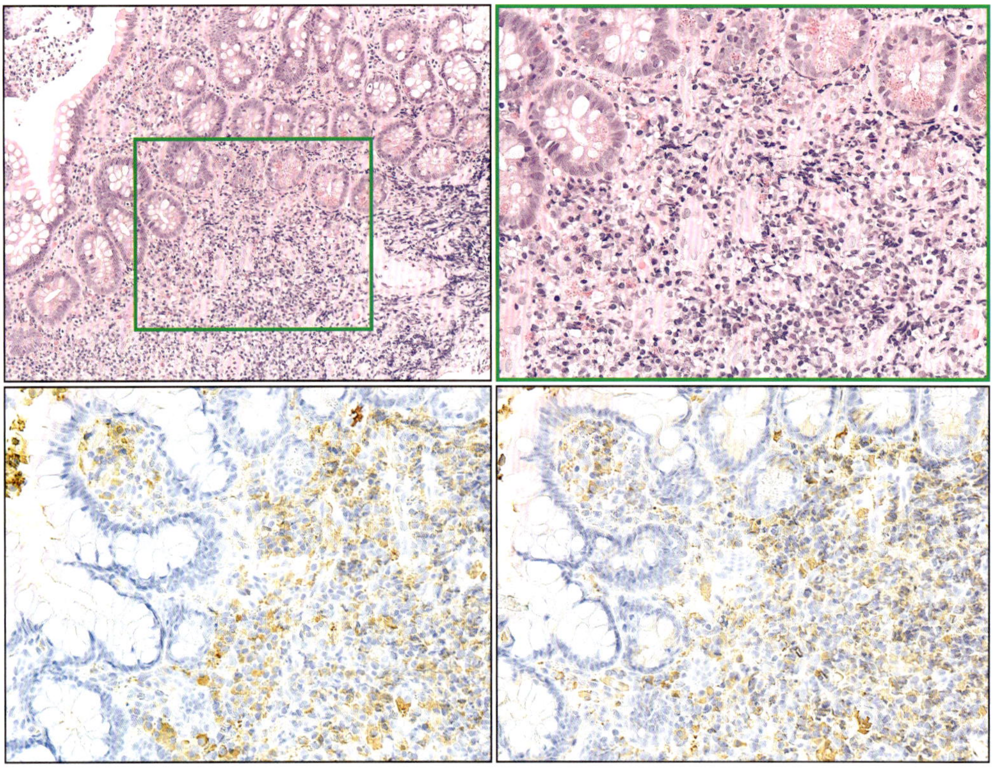

a	b
c	d

图5 取材自空肠上部溃疡边缘的活检组织病理像。与回肠末端同样，通过 HE 染色发现浆细胞的浸润（**a**）。**b** 是 **a** 的绿框部放大像。通过免疫染色发现许多 IgG（**c**）和 IgG4（**d**）阳性细胞。

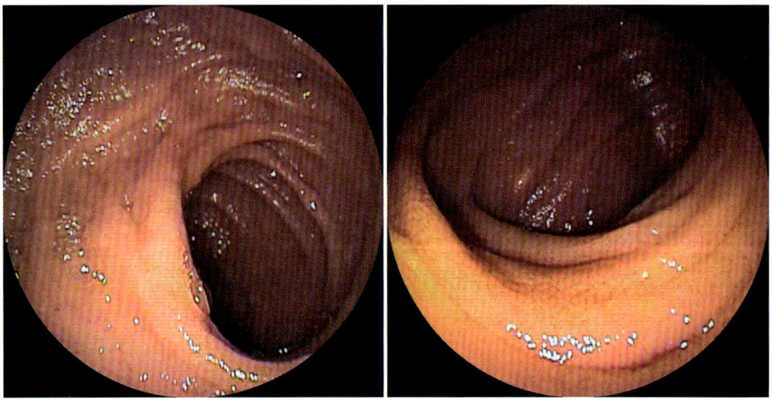

a	b

图6 1 年后的空肠 DBE 像。溃疡已经治愈，未见活动性。

病，施行了左锁骨上淋巴结活检，在免疫染色中 IgG4/IgG ≥ 50%，无恶性淋巴瘤的表现，尽管类似于浆细胞（Plasma Cell，PC）型 Castleman 病，但在免疫染色中 IgG4 为高比例阳性，被诊断为 IgG4 相关疾病。由于持续腹泻，开始进行 0.5 mg/kg 的泼尼松龙内服治疗后，病情迅速好转。

1 年后的经口 DBE 表现（图 6） 类固醇逐渐减少中断后也没有复发，在 1 年后施行的经口 DBE 中，在空肠上部被发现的糜烂及不规则溃疡已经治愈。

讨论

IgG4 相关多器官淋巴增殖综合征 [IgG4 + MOLPS (Multi-organ Lymphoproliferative Syndrome)] 是以血清 IgG4 高值和 IgG4 阳性浆细胞的组织浸润或肿瘤形成为特征的疾病群，需要与 Sjogren 综合征、Castleman 病、恶性淋巴瘤、自身免疫性胰腺炎、硬化性胆管炎、腹膜后纤维化、炎症性假肿瘤、Kuettner 肿瘤、间质性肾炎、各脏器癌等进行鉴别。IgG4 + MOLPS 有发生于全身各脏器的可能性，由于以往多作为恶性肿瘤、血液疾病被治疗，因此通过“为了确立新疾病——IgG4 相关多器官淋巴增殖性疾病（IgG4 + MOLPS）的研究班”，制定了 IgG4 + MOLPS 疾病概念的确立和诊断标准。本病例的 IgG4 水平为 2 480 mg/dL，为高值；在颈部淋巴结活检的免疫染色中，IgG4/IgG ≥ 50%，由于能够排除其他的鉴别疾病，根据上述的诊断标准，被诊断为 IgG4 相关疾病。一般来说，作为 IgG4 相关的消化系统病变，自身免疫性胰腺炎、硬化性胆管炎、胆囊病变、自身免疫性肝炎、Vater 乳头病变是代表性的。在消化道病变中，尽管散见有食管病变、胃病变、大肠息肉的报道，但小肠病变非常罕见。本病例是根据小肠内镜检查的结果被确认了小肠病变的 IgG4 相关疾病，进行了类固醇治疗，经过良好。笔者认为，在呈慢性腹泻等消化道症状的病例，也应考虑到小肠病变，进行小肠检查。

结语

报道了 1 例通过小肠内镜检查被诊断、类固醇治疗有显著疗效的 IgG4 相关疾病病例。笔者认为，也有像本病例这样通过积极的消化道的详细检查能够诊断的病例，今后随着呈现消化道病变的病例的增加，尤其是小肠病变的发现的增加，IgG4 相关的小肠病变的特征将变得明确。

本病例是登载于“Dig Dis Sci”2012:57:3303-3306的病例，关于现病史和讨论，以追记日本的研究班诊断标准的内容的形式进行了补充。

参考文献

[1] 岡崎和一，内田一茂. 炎症性腸疾患と合併症との関わり—IgG4関連疾患(自己免疫性膵炎/硬化性胆管炎). 日臨 75:450–454, 2017.

[2] Umehara H, Okazaki K, Masaki Y, et al. Comprehensive diagnostic criteria for IgG4–related disease (IgG4–RD), 2011. Mod Rheumatol 22:21–30, 2012.

[3] IgG4関連全身硬化性疾患の診断法の確立と治療方針の開発に関する研究班；新規疾患，IgG4関連多臓器リンパ増殖性疾患(IgG4＋MOLPS)の確立のための研究班. IgG4関連疾患包括診断基準2011(厚生労働省難治性疾患克服研究事業，奨励研究分野). 日内会誌 101:795–804, 2012.

[4] 川茂幸. IgG4関連消化器系病変. 医学のあゆみ 236:189–192, 2011.

[5] Hiyoshi Y, Oki E, Zaitsu Y, et al. IgG4–related disease of the ileocecal region mimicking malignancy: A case report. Int J Surg Case Rep 5:669–672, 2014.

[6] Ko Y, Woo JY, Kim JW, et al. An immunoglobulin G4–related sclerosing disease of the small bowel: CT and small bowel series findings. Korean J Radiol 14:776–780, 2013.

[7] Fujita K, Naganuma M, Saito E, et al. Histologically confirmed IgG4–related small intestinal lesions diagnosed via double balloon enteroscopy. Dig Dis Sci 57:3303–3306, 2012.

Summary

IgG4-related Disease with Small Intestinal Lesions, Report of a Case

Eiko Saito[1], Makoto Naganuma[2], Mariko Negi[3], Kazuo Ohtsuka[4], Mamoru Watanabe[1]

A 50-year-old man presented to our hospital with abdominal pain and chronic diarrhea. He was admitted because of worsening of his abdominal pain. His blood tests revealed elevated C-reactive protein as well as IgG and IgG4 levels. Esophagogastroduodenoscopy and colonoscopy findings revealed multiple erosions and ulcerations in the patient's stomach and colon. Furthermore, abdominal computed tomography findings revealed increased bowel wall thickness in the proximal small intestine. Small erosions and irregular ulcerations were observed in the jejunum, whereas no inflammation was observed in the ileum. Histological findings from biopsy specimens revealed infiltration of inflammatory cells, including plasma cells, in the jejunum, with the percentage of IgG4-positive plasma cells being > 60%. The patient responded immediately to steroid therapy. IgG4-related disease should be included in the differential diagnosis in cases of continuous unexplained chronic diarrhea.

[1]Department of Gastroenterology and Hepatology, Tokyo Medical and Dental University, Tokyo.

[2]Division of Gastroenterology & Hepatology, Keio University School of Medicine, Tokyo.

[3]Diagnostic Pathology, Tokyo Medical and Dental University, Tokyo.

[4]Department of Endoscopy, Tokyo Medical and Dental University, Tokyo.

单形性亲上皮性肠道T细胞淋巴瘤2例

河野 真一[1]
鸟巢 刚弘
小林 广幸[2]
永田 丰[1]
冬野 雄太
冈本 康治
藤冈 审
平野 敦士
梅野 淳嗣
森山 智彦[1, 3]
保利 喜史[4]
山元 英崇
藤原 美奈子[5]
江崎 干宏[6]

摘要●报道了2例伴有严重的小肠肿瘤性病变、可回顾预后不良经过的单形性亲上皮性肠道T细胞淋巴瘤（Monomorphic Epitheliotropic Intestinal T-cell Lymphoma，MEITL）病例。［病例1］60多岁，男性。主诉体重减轻和腹部胀满感而就诊。在小肠X线造影检查中，除了空肠的全周性溃疡性病变之外，从十二指肠到空肠上部的Kerckring皱襞处还呈弥漫性肥厚；在上消化道内镜检查中，十二指肠降部呈粗糙的黏膜。通过病理组织学检查被诊断为MEITL，施行了化学疗法和自体干细胞移植，但8个月后离开了人世。［病例2］60多岁，女性。主诉腹痛和发热。在小肠X线造影检查中，呈高度囊状扩张的空肠上部的全周性病变；在内镜检查中，作为伴有耳廓样围堤的全周性溃疡性病变被观察到。由于消化道穿孔而施行了急诊手术，通过病理组织学检查被诊断为MEITL。尽管施行了术后化疗，还是在6个月后去世了。

关键词　小肠原发恶性淋巴瘤　肠病相关T细胞淋巴瘤　气囊内镜

[1]九州大学大学院医学研究院病態機能内科学
〒812-8582福岡市東区馬出3丁目1-1　E-mail : k-shin@intmed2.med.kyushu-u.ac.jp
[2]福岡山王病院消化器内科
[3]九州大学病院国際医療部
[4]九州大学大学院医学研究院形態機能病理学
[5]同　保健学部門検査技術科学分野
[6]佐賀大学医学部附属病院光学医療診療部

前言

以往，肠病相关T细胞淋巴瘤（Enteropathy-associated T-cell Lymphoma，EATL）被分为多合并于乳糜泻的Ⅰ型和与该病关联较小的Ⅱ型。但是，在WHO分类修订第4版中，Ⅰ型被定义为纯粹的EATL，Ⅱ型被重新分类为单形性亲上皮性肠道T细胞淋巴瘤（Monomorphic Epitheliotropic Intestinal T-cell Lymphoma，MEITL）。在乳糜泻患病率很低的日本，EATL的报道极为罕见。另一方面，虽然MEITL也很少见，但由于小肠内镜的普及，随着对小肠疾病的关注度提高，报道的病例有逐渐增加的趋势。

此次，笔者等因为经历了2例伴有高度的小肠肿瘤性病变、可回顾预后不良经过的MEITL，所以特进行报道。

病例

［**病例1**］

患者：60多岁，男性。

表 1 [病例 1] 入院时的血液检查结果

血液学		生化学		Cr	0.83 mg/dL
WBC	8700/μL	TP	45 g/L	Na	132 mEq/L
Neut	71.8%	ALb	20 g/L	K	4.3 mEq/L
Lymp	11.5%	T-BiL	0.3 mg/dL	CL	99 mEq/L
Mono	13.1%	AST	11 U/L	CRP	9.66 mg/dL
Eos	1.6%	ALT	16 U/L	感染性疾病	
Baso	0.4%	LDH	139 U/L	HTLV-1	(−)
RBC	$416 \times 10^4/\mu L$	ALP	240 U/L	肿瘤标志物	
Hb	125 g/L	γGTP	23 U/L	sIL-2R	4 393 U/mL
Ht	37.6%	AMY	31 U/L		
Plt	$33.6 \times 10^4/\mu L$	BUN	12 mg/dL		

HTLV-1：human T-cell leukemia virus type 1，人 T 淋巴细胞白血病病毒 1 型。

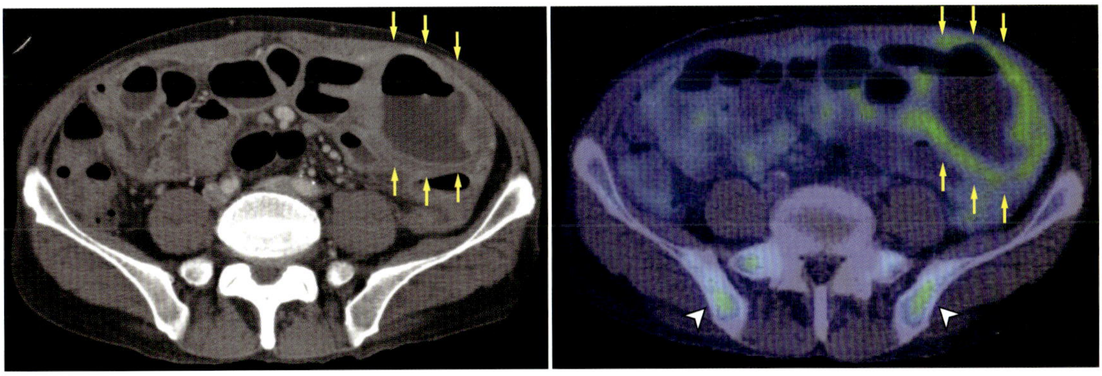

a | b

图 1 [病例 1] 胸腹部造影 CT 表现及 PET-CT 表现。

a 胸腹部造影 CT 像。在左下腹部见有伴内腔扩张的全周性的小肠壁肥厚（黄色箭头所指）。

b PET-CT 像。与伴有左下腹部的内腔扩张的全周性小肠壁肥厚一致，见有 FDG 积聚（黄色箭头所指），在骨髓也见有 FDG 积聚（白色箭头所指）。

主诉：体重减轻，腹部胀满感。

既往史：无特别记录事项。

生活史：饮酒，烧酒 300 mL/d；吸烟，30 支 /d × 45 年。

家族史：长子因白血病去世。

现病史：从 20（XX-2）年左右开始自觉通便异常。20（XX-1）年 10 月左右开始腹部胀满感加重，一个月体重减少了 9 kg。12 月份在前诊医院施行的上消化道内镜检查（Esophagogastroduodenoscopy，EGD）中，在十二指肠见有黏膜异常，于 20XX 年 1 月被介绍到笔者所在医院住院。

入院时临床表现：身高 166 cm，体重 51 kg，BMI 18.4，体温 37.1 ℃，脉搏 98/min，规则，血压 116/75 mmHg。头颈部：无特殊表现。胸部：心音、呼吸音正常。腹部：膨隆，柔软，无压痛和反跳痛，肠鸣音正常。无四肢水肿，浅表淋巴结无肿大。

血液检查结果（表 1） 总蛋白 45 g/L，白蛋白 20 g/L，CRP 9.66 mg/dL，见有营养不良和炎症反应升高；可溶性 IL-2 受体（sIL-2R）为 4393 U/mL，呈高值。

胸腹部造影 CT 表现 在小肠和结肠见有弥漫性上壁肥厚，在左下腹部见有伴高度肠腔扩张的全周性的小肠壁肥厚（**图 1a**，黄色箭头所指）。另外，在肠系膜见有淋巴结肿大和肿瘤的

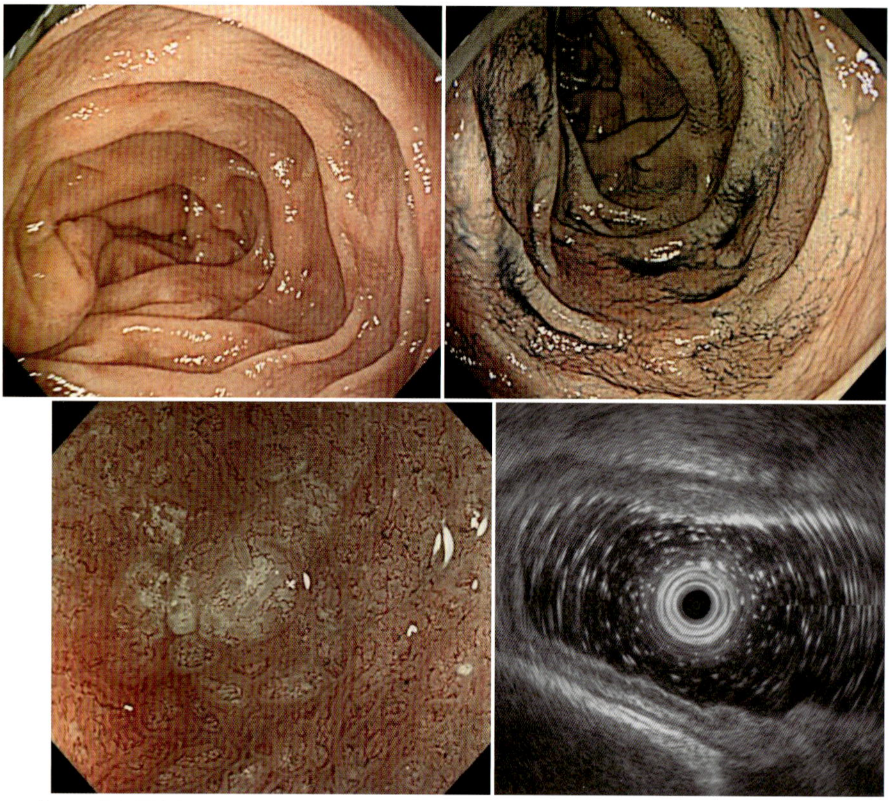

a b
c d

图2 **[病例1]** EGD 和 EUS 表现。
a 常规内镜像。十二指肠降部呈混杂有发红的粗糙黏膜。
b 靛胭脂染色像。弥漫性的粗糙黏膜变得明显。
c NBI 联用放大像。绒毛结构的模糊化和微血管的增生明显。此外，散见白色绒毛。
d EUS 像（20 MHz）。见有第 2 层的低回声和肥厚。

形成，还见有前纵隔淋巴结肿大。

正电子发射计算机断层显像（Positron Emission Tomography with Computed Tomography，PET-CT）表现 见有肠系膜的肿大淋巴结、肠系膜区域的肿瘤、骨髓中氟脱氧葡萄糖（Fluorodeoxyglucose，FDG）积聚（SUVmax＝3～4）（**图1b，**白色箭头所指）。另外，在前纵隔也见有 FDG 积聚（SUVmax＝8.55）。在伴有左下腹内腔扩张的小肠壁肥厚部位也见有 FDG 积聚，但 SUVmax 为 3.86，并不那么高（**图1b，**黄色箭头所指）。

EGD 表现 在十二指肠降部以下为轻度水肿样，呈混杂有发红黏膜的弥漫性粗糙黏膜（**图2a、b**）。在窄带成像（Narrow Band Imaging，NBI）放大观察中，发现绒毛结构变得不清晰，不伴有异型的微血管结构增生（**图2c**）。

超声内镜（Endoscopic Ultrasonography，EUS）表现 见有第 2 层的轻度肥厚（**图2d**）。

经口小肠 X 线造影表现 从十二指肠水平部到小肠上部的 Kerckring 皱襞呈弥漫性肿大，并伴有肠管扩张（**图3a**）。除上述表现外，在小肠中部还见有囊状扩张的肠管（**图3b**）。

活检病理组织学表现 在取材自十二指肠降部的活检组织中，小型且单一形的异型淋巴细胞像沿着十二指肠上皮样浸润，见有淋巴上皮增殖（Lymphoepitheliosis）的表现（**图4a**）。在免疫组织化学染色中，异型淋巴细胞呈 CD3（**图4b**）、CD4（Focal）阳性表现，CD20 呈阴性（**图4c**）。虽然 CD8、CD56（**图4d**）呈阴性，但结合 HE 染色表现，诊断为 MEITL。MIB-1

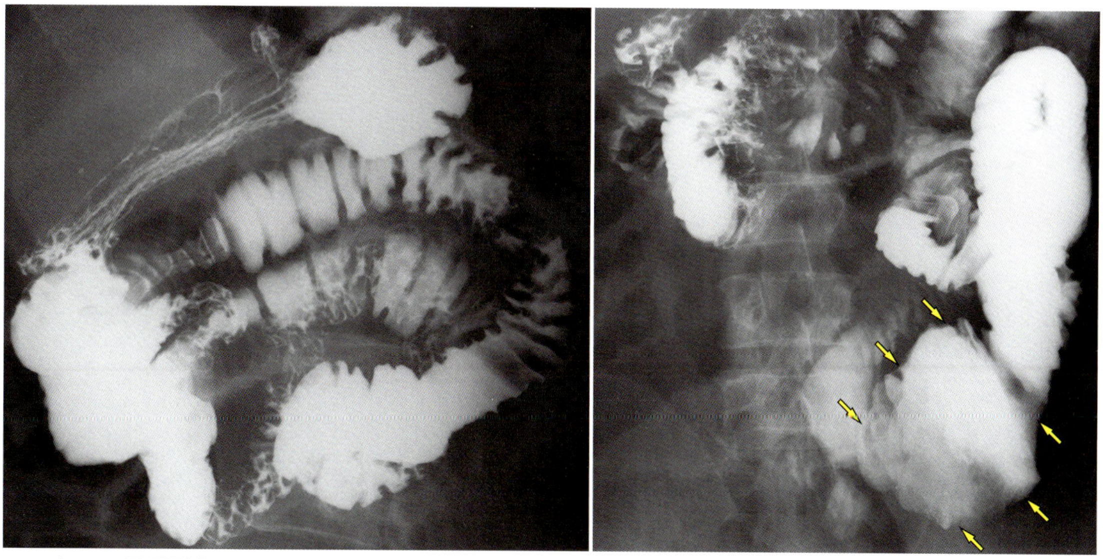

a	b

图3 ［**病例 1**］经口小肠 X 线造影表现。
a 在小肠上部见有轻度的肠管扩张和弥漫性的 Kerckring 皱襞肿大。
b 在小肠中部 Kerckring 皱襞消失，见有囊状扩张的肠管（黄色箭头所指）。

index 以热斑（Hot Spot）计为 15%（**图 4e**）。

临床经过　诊断为 MEITL，开始了 CHOP 疗法（环磷酰胺 + 多柔比星 + 长春新碱 + 泼尼松龙），但由于效果不明显，改为 EPOCH 疗法（依托泊苷 + 泼尼松龙 + 长春新碱 + 环磷酰胺 + 多柔比星），同时施行了自体外周血造血干细胞移植联用大剂量化学疗法。虽然得到了部分缓解，但由于并发症而难以继续治疗，于同年 9 月因肠穿孔而去世。

［**病例 2**］

患者：60 多岁，女性。

主诉：腹痛，发热。

既往史：高血压病，血脂异常，阑尾炎术后。

生活史：不饮酒，不吸烟。

家族史：父亲因肾癌而去世，母亲因胆管癌而去世。

现病史：从 20×× 年 2 月开始出现发热和腹痛，在附近医院施行了上消化道内镜检查和下消化道内镜检查，但未发现异常。但是，由于病情恶化，在 4 月上旬施行胸腹部 CT 时，发现了局限性的小肠壁肥厚和肠系膜淋巴结肿大。经前诊医生介绍而入院，但在详细检查中出现腹痛加重和高热，5 月上旬紧急转诊到本院。

入院时临床表现：身高 153 cm，体重 51 kg，BMI 21.7，体温 38.7℃，脉搏 90 /min，规则，血压 109/53 mmHg。头颈部：无特殊表现。胸部：心音、呼吸音正常。腹部：全腹有压痛和肌紧张，布隆堡征（Blumberg's Sign）呈阳性。浅表淋巴结无肿大，无四肢末梢冷感。

血液检查结果（表 2）　除低白蛋白血症（Alb 16 g/L）外，还见有 WBC 21 870 /μL、CRP 27.93 mg/dL 的重度炎症表现。此外，sIL-2R 为 1 052 U/mL，为高值。

胸腹部 CT 表现　在上腹部见有腹腔内游离气体征（**图 5a**，黄色箭头所指）和脂肪组织混浊（**图 5a**，白色箭头所指），诊断为消化道穿孔引起的腹膜炎。另外，在下腹部正中 – 左侧见有伴肠管壁肥厚、造影剂存留而呈空洞样扩张的小肠（**图 5b**，黄色箭头所指）。

前诊医生 PET-CT 表现　见有左下腹部的伴内腔扩张、全周性肥厚的小肠壁（**图 5c**，黄色箭头所指），以及在肠系膜的肿大淋巴结（**图 5c**，白色箭头所指）高度的 FDG 积聚

	a
b	c
d	e

图4 **[病例1]** 十二指肠的活检病理组织学表现。
a 见有小型的异型淋巴细胞浸润于上皮内的表现——淋巴上皮增殖（lympho epitheliosis）。
b CD3阳性。
c CD20阴性。
d CD56阴性。
e MIB-1 index为15%。

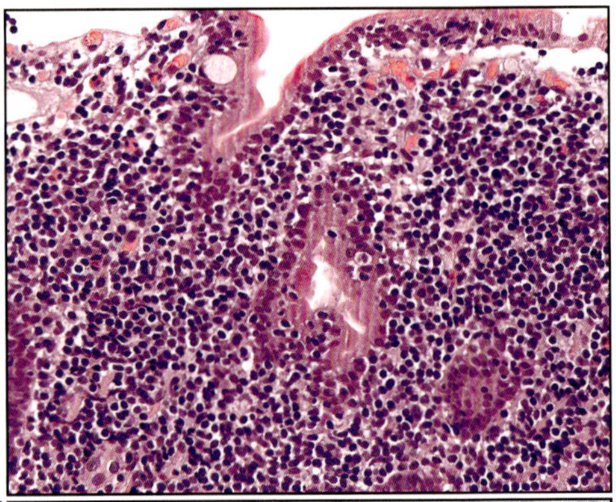

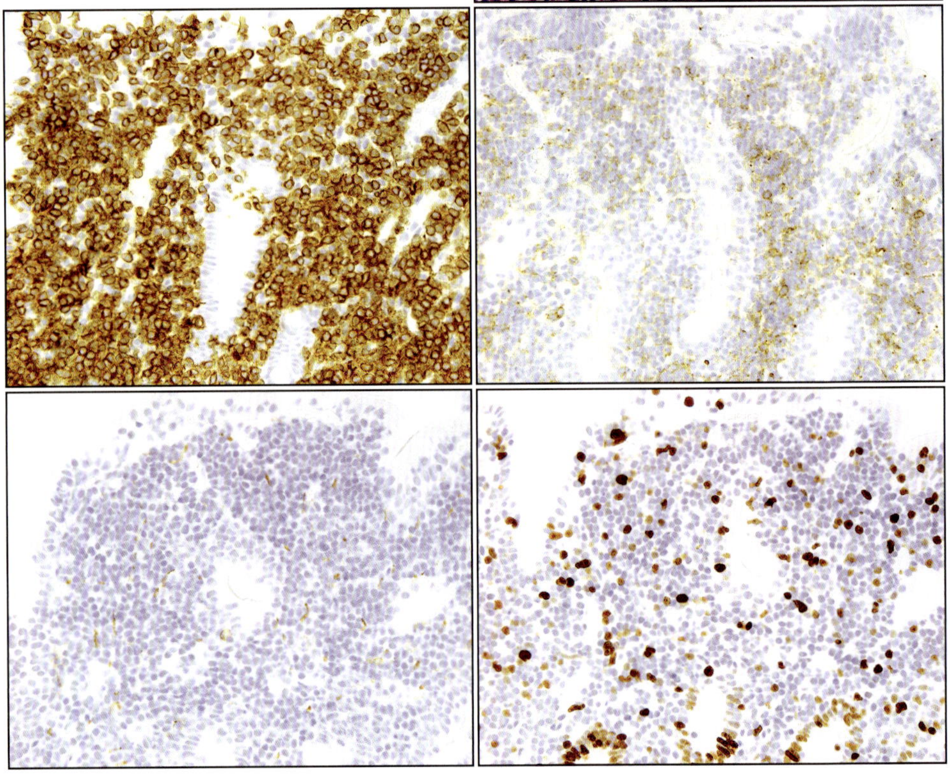

表2 **[病例2]入院时的血液检查结果**

血液学		生化学		Cr	0.79 mg/dL
WBC	21 870 /μL	TP	4.7 g/dL	Na	135 mEq/L
Neut	90.6%	ALb	1.6 g/dL	K	3.7 mEq/L
Lymp	3.3%	T-BiL	0.5 mg/dL	CL	100 mEq/L
Mono	4.7%	AST	29 U/L	CRP	27.93 mg/dL
Eos	0.6%	ALT	16 U/L	感染性疾病	
Baso	0.2%	LDH	285 U/L	HTLV-1	(—)
RBC	334×10^4 /μL	ALP	276 U/L	肿瘤标志物	
Hb	90 g/L	γGTP	12 U/L	sIL-2R	1052 U/mL
Ht	27.9%	AMY	43 U/L		
Plt	64.3×10^4 /μL	BUN	13 mg/dL		

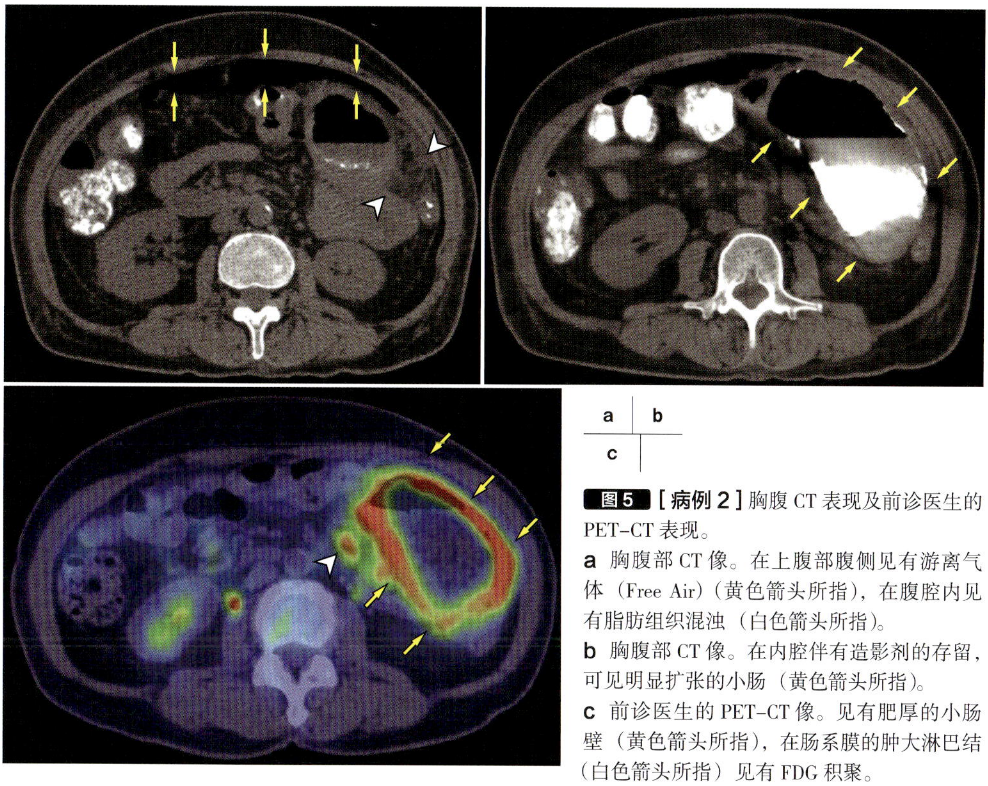

a | b
c

图5 **[病例2]** 胸腹CT表现及前诊医生的PET-CT表现。

a 胸腹部CT像。在上腹部腹侧见有游离气体（Free Air）（黄色箭头所指），在腹腔内见有脂肪组织混浊（白色箭头所指）。

b 胸腹部CT像。在内腔伴有造影剂的存留，可见明显扩张的小肠（黄色箭头所指）。

c 前诊医生的PET-CT像。见有肥厚的小肠壁（黄色箭头所指），在肠系膜的肿大淋巴结（白色箭头所指）见有FDG积聚。

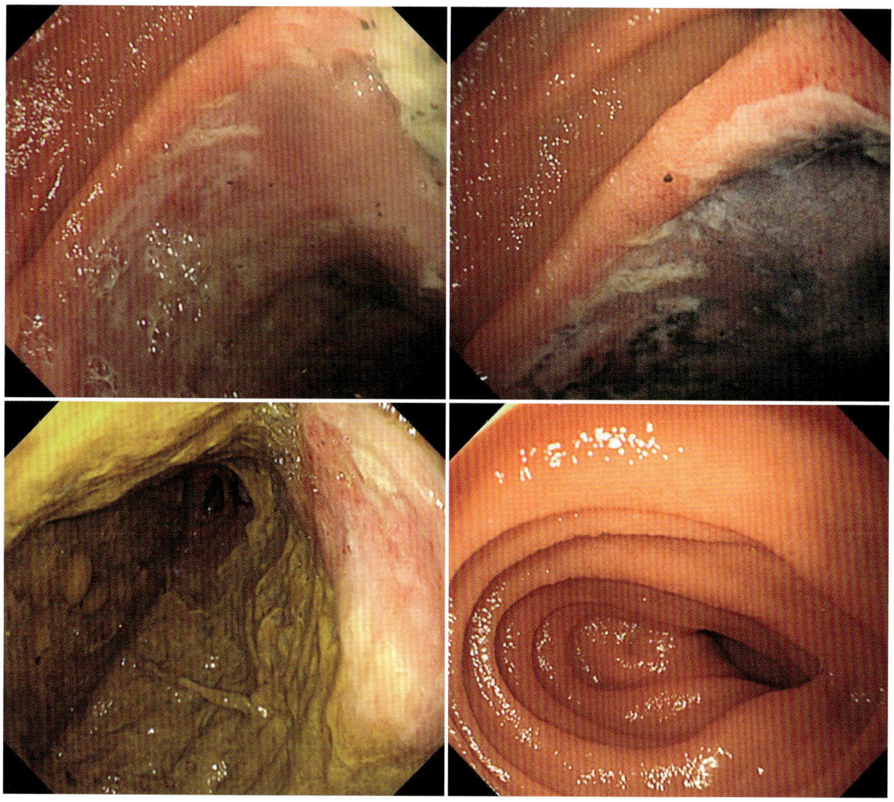

a | b
c | d

图6 **[病例2]** 前诊医生的经口单气囊小肠内镜表现。

a 常规内镜像。见有伴耳廓样围堤的溃疡性病变。

b 靛胭脂染色像。

c 常规内镜像。见有肠腔高度扩张的全周性溃疡性病变，在肠腔中存留有大量残渣。

d 常规内镜像。见有轻微的水肿样变化。

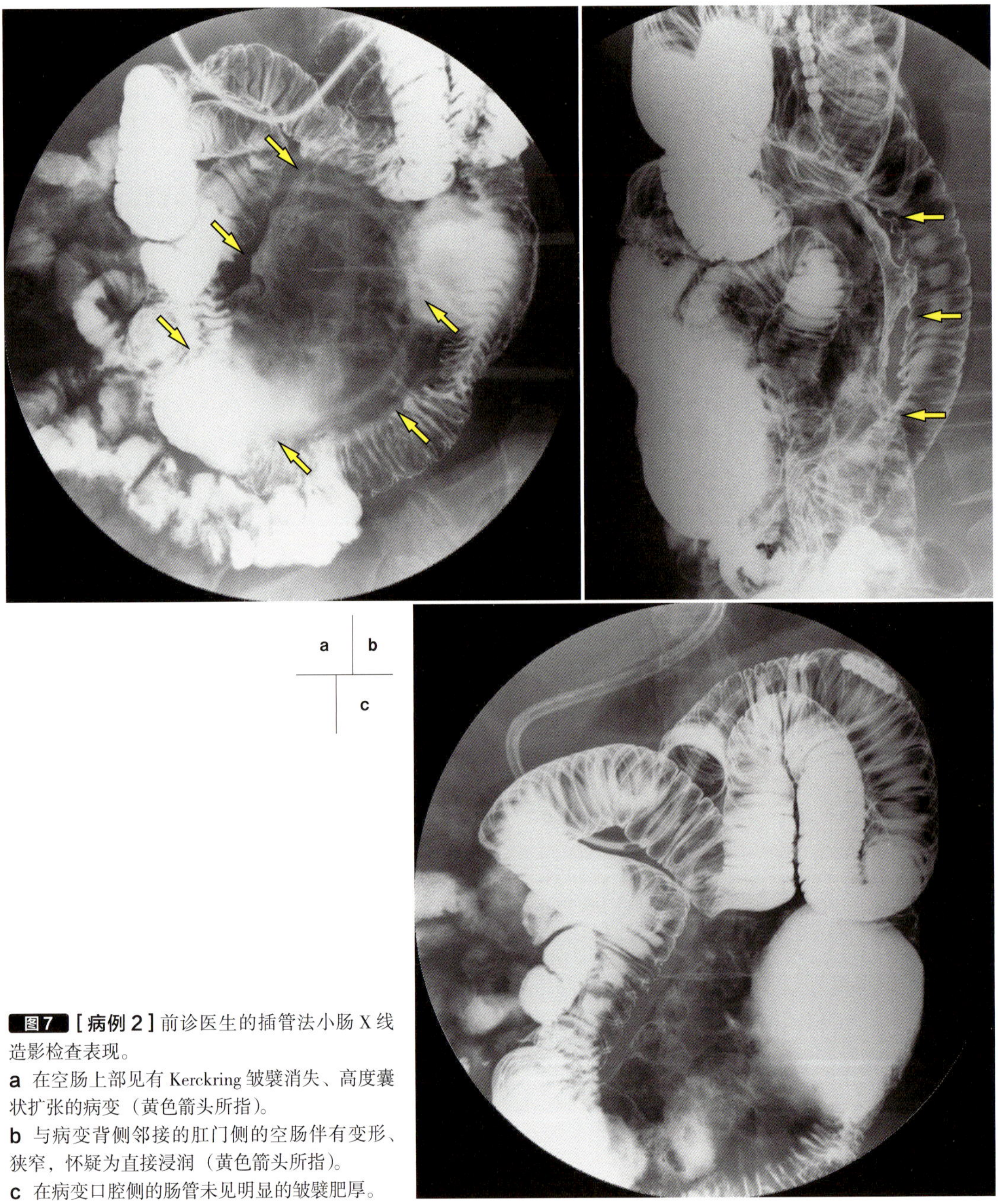

图7 **[病例 2]** 前诊医生的插管法小肠 X 线造影检查表现。
a 在空肠上部见有 Kerckring 皱襞消失、高度囊状扩张的病变（黄色箭头所指）。
b 与病变背侧邻接的肛门侧的空肠伴有变形、狭窄，怀疑为直接浸润（黄色箭头所指）。
c 在病变口腔侧的肠管未见明显的皱襞肥厚。

(SUVmax＝7 ~ 11)。

前诊医生的经口单气囊小肠内镜表现 在空肠上部见有伴耳廓样围堰、高度扩张的全周性的溃疡性病变（**图 6a ~ c**）。另外，在口腔侧肠管见有轻微的水肿样变化（**图 6d**）。

前诊医生的插管法小肠 X 线造影表现 在空肠上部见有 Kerckring 皱襞消失、内腔高度囊状扩张的肠管（**图 7a**，黄色箭头所指）。另外，在邻近的肛门侧空肠见有管腔狭窄和皱襞聚集的表现，怀疑是肿瘤的直接浸润（**图 7b**，黄色箭头所指）。在 X 线造影像上，口腔侧肠管的皱襞肥厚不明显（**图 7c**）。

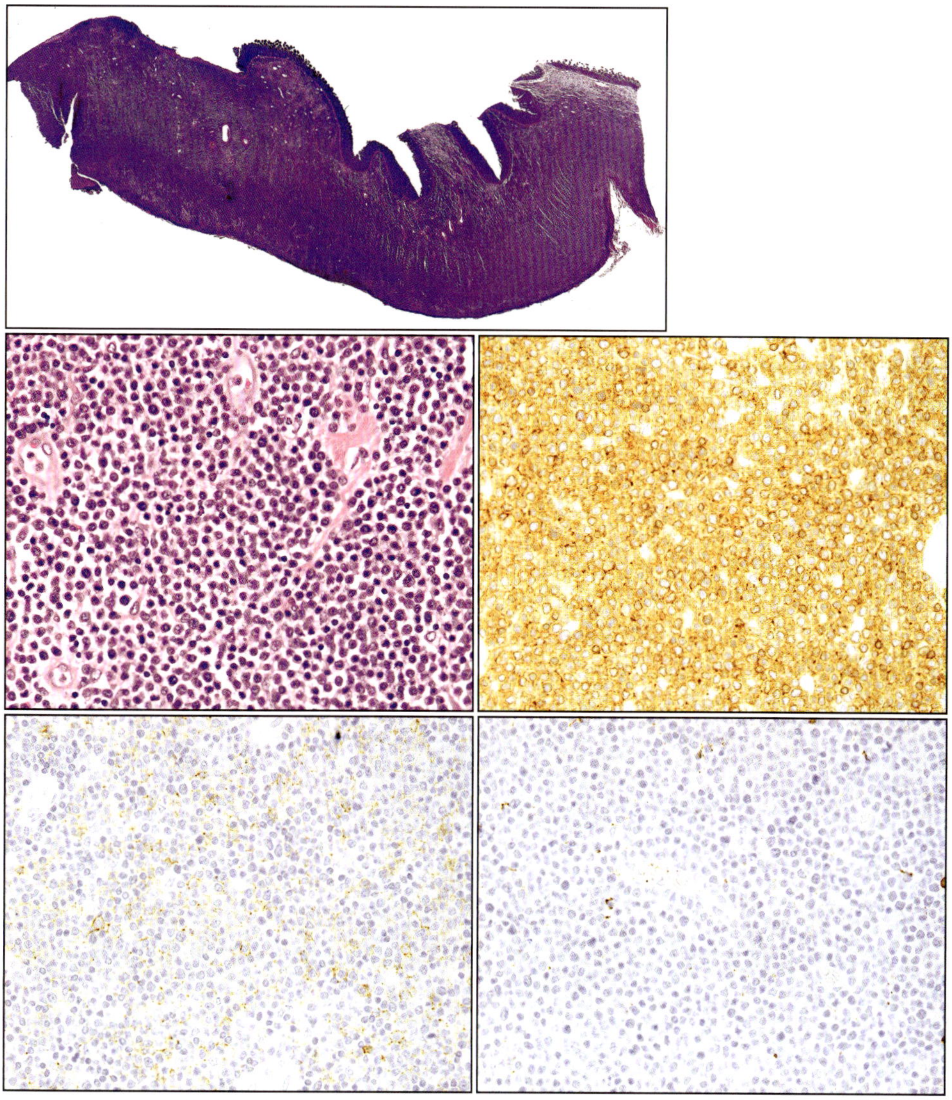

a	
b	c
d	e

图8 **[病例2]** 切除标本的病理组织学表现（空肠上部的手术标本）。
a HE染色实体显微镜像。已有的层结构消失，见有全层性小型的异型淋巴细胞的弥漫性增殖。
b HE染色高倍放大像。小型的单一形异型淋巴细胞弥漫性增殖。
c CD3阳性。
d CD56阳性。
e CD20阴性。

根据物理学检查表现以及图像表现，考虑为空肠的囊状扩张的肿瘤性病变导致穿孔，引发急性腹膜炎，施行了急诊手术（小肠部分切除术）。

切除标本的病理组织学表现 在形成全周性溃疡、高度扩张的主病变部，小肠壁的层次结构消失，涉及全层的单一形的小型异型淋巴细胞弥漫性增殖（**图8a、b**）。在免疫组织化学染色中，异型淋巴细胞的CD3（**图8c**）、CD4、CD8及CD56（**图8d**）呈阳性，CD20（**图8e**）、CD79a及CD30呈阴性（**图8e**），诊断为MEITL。在口侧肠管的切除断端未见淋巴瘤细胞的浸润，但在肛侧肠管的切除断端见有淋巴瘤细胞的浸润。

临床经过 在术后的造影CT中也怀疑残存

有小肠病变。从6月中旬开始施行化学疗法，决定采取根据治疗经过依次进行自体移植的方针。由于担心肠道毒性，所以施行了除去长春新碱的改进的CHP疗法（环磷酰胺+多柔比星+泼尼松龙），接着又施行了EPOCH疗法，但由于缺乏治疗效果，所以又改为ESHAP疗法（依托泊苷+甲泼尼龙+阿糖胞苷+顺铂）。但是，见肿瘤有增大趋势，判断产生了耐药性。未进行自体移植，改用DeVIC疗法（地塞米松+依托泊苷+异环磷酰胺+卡铂），但由于并发症的缘故难以继续治疗，于次年1月去世。

讨论

与乳糜泻的关联较小、在包括日本在内的亚洲地区较多的以往的Ⅱ型EATL，随着WHO分类的修订，被重新分类为MEITL。石桥等对过去报道的42例103病变MEITL的临床情况进行了详细的总结。根据该报道，MEITL的发病部位遍及从食管到直肠的整个消化道，空肠占39%，回肠占23%，好发于小肠。此次的［病例1］的发病部位从十二指肠到回肠，在［病例2］也确认了从空肠到回肠有淋巴瘤细胞的浸润，与此前的报道相同，是在小肠患病。

关于MEITL的肉眼表现，据报道有水肿样黏膜32%、单发或多发溃疡25%、颗粒状黏膜14%、肿瘤13%、黏膜肥厚10%、狭窄6%等多种肉眼表现。但是，笔者等认为，这些肉眼表现大致可分为作为水肿样黏膜、颗粒状黏膜、黏膜肥厚被辨识的弥漫性病变和作为溃疡、肿瘤或狭窄被辨识的肿瘤形成性病变。在此次报道的笔者等所经治的2例病例，均在空肠见有囊状或动脉瘤样扩张的全周性溃疡性病变，因此，恶性淋巴瘤的诊断相对容易。另一方面，在本病，与主病灶相连大范围伴有弥漫性病变，这一点值得注意。笔者等报道，在与此次报道的病例不同的MEITL病例，在内镜下可观察到马赛克样黏膜表现，而在这次的［病例1］，从十二指肠降部至主病灶口侧的空肠，也确认了水肿样的弥漫性粗糙黏膜。在［病例2］由于是主病灶穿孔，未能进行详细的图像评价，但通过切除标本确认了在主病灶的肛侧空肠有淋巴瘤细胞的弥漫性浸润。因此，笔者等认为，在从主病灶的形态被怀疑为恶性淋巴瘤的病例，并在伴有与主病灶相连的大范围弥漫性病变的情况下，重要的是要考虑MEITL的可能性。

在［病例1］的十二指肠粗糙黏膜的NBI放大观察中，见有绒毛结构的模糊和不伴有异型的微血管的增生。根据取材自呈弥漫性粗糙黏膜部位的活检组织病理见有沿着上皮异型淋巴细胞密集弥漫性浸润这一点，认为这样的绒毛结构的变化是伴于上皮正下方的异型淋巴细胞浸润的变化。实际上，在过去的报道中也报告说，在MEITL的弥漫性十二指肠病变的放大观察中，观察到绒毛的萎缩、脑回状表现、低平化。另一方面，本病的微血管的扩张或增生或许是伴于黏膜固有层内的弥漫性异型淋巴细胞浸润的上皮正下方毛细血管的血流淤滞的反映。关于在本病诊断上的NBI放大观察的有用性，今后的病例积累将是重要的。

MEITL的标准治疗方法目前尚未确立。通常，如笔者等所经治的病例那样选择CHOP疗法，但在多国间合作的前瞻性研究的结果，MEITL的全生存期的中值为10个月，预后极为不良。在笔者等所经治的病例中，第1例是Ⅳ期的晚期病例，第2例也引起肠穿孔，均在短期内走向了不幸的转归。但是，也有报道，止于临床病期Ⅰ期、$Ⅱ_1$期的局限期的MEITL的预后与晚期病例相比明显较好。MEITL虽然罕见，但笔者等认为，记住本病的图像特征关系到早期发现和治疗，这一点非常重要。

结语

在本文中报道了2例伴有高度的小肠肿瘤性病变并可追踪预后不良经过的MEITL病例。虽然MEITL是一种罕见的疾病，但由于通过早期发现、早期治疗可期待改善预后，因此笔者等认为有必要事先了解其典型表现。

参考文献

[1] Isaacson PG, Chott A, Ott G, et al. Enteropathy-association T-cell lymphoma. *In* Swerdlow SH, Campo E, Harris NL, et al (eds). WHO Classification of Tumors of Haematopoietic and Lymphoid Tissues, 4th ed. IARC, Lyon, pp 289–291, 2008.

[2] Bhagat G, Jaffe ES, Chott A, et al. Enteropathy-associated T-cell lymphoma. *In* Swerdlow SH, Campo E, Harris NL, et al (eds). WHO Classification of Tumors of Haematopoietic and Lymphoid Tissues, 4th ed. IARC, Lyon, pp 372–377, 2017.

[3] Jaffe ES, Chott A, Ott G, et al. Monomorphic epitheliotropic intestinal T-cell lymphoma. *In* Swerdlow SH, Campo E, Harris NL, et al (eds). WHO Classification of Tumors of Haematopoietic and Lymphoid Tissues, 4th ed. IARC, Lyon, pp 377–378, 2017.

[4] Takeshita M, Nakamura S, Kikuma K, et al. Pathological and immunohistological findings and genetic aberrations of intestinal enteropathy-associated T cell lymphoma in Japan. Histopathology 58:395–407, 2011.

[5] 石橋英樹，二村聡，萱嶋善行，他．十二指腸下行脚に狭窄を来したmonomorphic epitheliotropic intestinal T-cell lymphomaの1例．胃と腸 53:1684–1692, 2018.

[6] Yanai S, Matsumoto T, Nakamura S, et al. Endoscopic findings of enteropathy-type T-cell lymphoma. Endoscopy 39: E339–340, 2007.

[7] Ishibashi H, Nimura S, Kayashima Y, et al. Multiple lesions of gastrointestinal tract invasion by monomorphic epitheliotropic intestinal T-cell lymphoma, accompanied by duodenal and intestinal enteropathy-like lesions and microscopic lymphocytic proctocolitis : a case series. Diagn Pathol 11:66, 2016.

[8] Delabie J, Holte H, Vose JM, et al. Enteropathy-associated T-cell lymphoma : clinical and histological findings from the international peripheral T-cell lymphoma project. Blood 118:148–155, 2011.

[9] Kikuma K, Yamada K, Nakamura S, et al. Detailed clinico-pathological characteristics and possible lymphomagenesis of type II intestinal enteropathy-associated T-cell lymphoma in Japan. Hum Pathol 45:1276–1284, 2014.

Summary

Two Cases of Monomorphic Epitheliotropic Intestinal T-cell Lymphoma

Shinichi Kawano[1], Takehiro Torisu, Hiroyuki Kobayashi[2], Yutaka Nagata[1], Yuta Fuyuno, Yasuharu Okamoto, Shin Fujioka, Atsushi Hirano, Junji Umeno, Tomohiko Moriyama[1, 3], Yoshifumi Hori[4], Hidetaka Yamamoto[4], Minako Fujiwara[5], Motohiro Esaki[6]

We present two cases of MEITL (monomorphic epitheliotropic intestinal T-cell lymphoma) with a bulky mass resulting in poor prognosis. Case 1 involved a 60-year-old man who was referred to our institution because of weight loss and abdominal fullness. Small bowel radiography revealed thickened Kerckring folds from the duodenum to upper jejunum. Esophagogastroduodenoscopy showed coarse mucosa in the descending part of the duodenum. Following histopathological confirmation of MEITL, he underwent chemotherapy and autologous stem cell transplantation, but died of intestinal perforation eight months later. Case 2 concerned a 60-year-old woman who was referred to our institution with fever and abdominal pain. Small bowel radiography revealed a huge tumorous lesion with intraluminal aneurysmal dilatation in the upper jejunum, and single-balloon enteroscopy showed a circumferential ulcerative lesion with an auriculate ulcer mound. Emergency surgery was performed because of intestinal perforation. MEITL was histologically diagnosed, and postoperative chemotherapy was initiated ; however, she died of progressive disease after six months.

[1] Department of Medicine and Clinical Science, Graduate School of Medical Sciences, Kyushu University, Fukuoka, Japan.

[2] Division of Gastroenterology, Fukuoka Sanno Hospital, Fukuoka, Japan.

[3] International Medical Department, Kyushu University Hospital, Fukuoka, Japan.

[4] Department of Anatomic Pathology, Graduate School of Medical Sciences, Kyushu University, Fukuoka, Japan.

[5] Department of Health Sciences, Graduate School of Medical Sciences, Kyushu University, Fukuoka, Japan.

[6] Department of Endoscopic Diagnostics and Therapeutics, Saga University Hospital, Saga, Japan.

编辑后记

藏原 晃一　松山红十字医院胃肠中心

由于21世纪初胶囊内镜和气囊内镜技术的引进，使得对小肠进行内镜下的探索成为可能，存在小肠病变的诊断变得容易，但在定性诊断上令人苦恼焦虑的事情还不少。其背景可以举出有小肠与上消化道和大肠相比较，在肿瘤性病变方面，与上皮性肿瘤相比黏膜下肿瘤的比例高；与肿瘤性病变相比非肿瘤性病变的比例高等。本书——《希望大家了解的小肠疾病》，是以提高小肠疾病诊疗的定性诊断技术为目标而策划的。在本书中，在除十二指肠以外的空肠、回肠的各种肿瘤性病变和非肿瘤性病变中，收录了成为鉴别诊断的关键的疾病，包括近年来正在获得新实践知识的受到关注的疾病。希望读者精通各种疾病的病理组织学表现和内镜表现。

首先，在齐藤所作序中，作为综述总结了小肠疾病的分类和鉴别诊断。分为肿瘤性病变和非肿瘤性病变，记载了各种疾病的X线诊断、内镜诊断中的检查点和读片步骤。希望读者在熟读该序的基础上，继续读专题。

在专题栏目的八尾文章中，概述了小肠疾病的分类和病理组织学表现。按各疾病整理并记载了与胃病变和大肠病变等其他部位的同一疾病在临床病理组织学上表现的类似点和不同点，为富有启发的内容。希望读者熟读。

在冈志郎的文章中，总结了原发性小肠癌和转移性小肠肿瘤。特别指出原发性小肠癌多在伴有其他脏器转移和腹膜种植转移的晚期状态下被发现，小肠癌的早期发现的达成和小肠癌的发生或发育进展的阐明是当务之急。

在嘉岛的文章中，展示了恶性淋巴瘤病例的内镜表现，以及NBI放大观察在鉴别恶性淋巴瘤的小病变和良性淋巴滤泡增生上的有效性。

在藏原的文章中，作为呈黏膜下肿瘤样隆起形态的肿瘤性或肿瘤样病变，举出了9种疾病11个病例，概述了各病变的形态特征和鉴别诊断。

在冬野的文章中，总结了非特异性多发性小肠溃疡/CEAS的临床特征。阐述了虽然Crohn病和肠道Behcet病等的鉴别是一个难题，但在回肠末端的病变少，这是鉴别点之一；在男性病例的情况下，消化道外证候的有无的确认很重要等。

在梁井的文章中，对18例肠道Behcet病或单纯性溃疡进行了回顾性研究，显示在全部18例中均见有回盲部定型病变和回肠溃疡；在5例见有空肠病变；另外，在18例中有3例检查了8号染色体三体，2例呈阳性。期待读者对包括8号染色体三体相关疾病在内的疾病进行进一步的研究。

在佐野的文章中，进行了包括CMV小肠炎与CMV大肠炎的临床特征的比较在内的研究。显示CMV小肠炎患者呈高度免疫功能不全的比例高；在形态上，环状溃疡和不规则形溃疡多，类圆形溃疡少等。特别是地图状不规则形溃疡的内镜表现给人留下了深刻的印象。

在武田的文章中，总结了关于乳糜泻的临床特征的实际知识。根据日本报道病例和欧美报道病例之间的差异，论述了内镜诊断和病理诊断的重要性，特别是详细叙述了活检病理标本的处理和评价方法，值得学习。

在饭田的文章中，总结了关于家族性地中海热（FMF）的小肠病变的实际知识。在26例FMF相关肠炎病例中，17例（65.4%）见有小肠病变；呈现出多种内镜表现等。让我们期待基于这种肠炎的调查研究的后续报道。

在中村的文章中，基于自身所经历的17例病例，阐述了小肠淋巴管扩张症的临床特征。提出从内镜表现可以分为白色绒毛组和非白色绒毛组2种类型；两组的病理组织学表现和对治疗的反应性不同。

专题病例栏目的2篇文章都是罕见疾病的病例报告。齐藤等报道了主诉腹泻来医院，在空肠和大肠见有溃疡的IgG4相关疾病。希望读者在理解IgG4相关多脏器淋巴增生综合征的疾病概念的基础上进行阅读。特别是空肠溃疡和大肠溃疡的内镜表现给人留下了深刻的印象。河野等报道了2例单形性亲上皮性肠道T细胞淋巴瘤（Monomorphic Epitheliotropic Intestinal T-cell Lymphoma）。包括囊状扩张的空肠的全周性溃疡性病变在内的 X 线造影表现特别令人感兴趣。

如上所述，在本书中网罗了关于代表性小肠疾病的最新实际知识。小肠疾病也可以说是罕见疾病的集合，虽然定性诊断并不容易，但首先，事先精通各疾病的临床特征是很重要的。希望本书能助各位读者一臂之力，对将来的小肠疾病诊疗有所帮助。

另外，目前关于小肠疾病，通过大肠癌研究会“小肠恶性肿瘤项目研究”和日本厚生劳动省“关于难治性炎性肠病的调查研究”项目，正在对肿瘤性疾病和炎症性疾病的各病种进行多中心的病例积累和病况分析。期待取得成果。